U0302335

十月一生

花生妈妈的孕育笔记

刘凯西

山西出版传媒集团

山西人民出版社

图书在版编目（CIP）数据

十月一生：花生妈妈的孕育笔记 / 刘凯西著． --
太原：山西人民出版社，2023.1
ISBN 978-7-203-12432-0

Ⅰ．①十… Ⅱ．①刘… Ⅲ．①妊娠期－妇幼保健－基
本知识 Ⅳ．① R715.3

中国版本图书馆 CIP 数据核字（2022）第 191616 号

十月一生：花生妈妈的孕育笔记

著　　者：刘凯西
责任编辑：魏美荣
复　　审：崔人杰
终　　审：武　静
装帧设计：刘昌凤

出 版 者：山西出版传媒集团·山西人民出版社
地　　址：太原市建设南路 21 号
邮　　编：030012
发行营销：0351-4922220　4955996　4956039　4922127（传真）
天猫官网：https://sxrmcbs.tmall.com　电话：0351-4922159
E-mail：sxskcb@163.com　发行部
　　　　　sxskcb@126.com　总编室
网　　址：www.sxskcb.com

经 销 者：山西出版传媒集团·山西人民出版社
承 印 厂：三河市元兴印务有限公司

开　　本：880mm×1230mm　　1/32
印　　张：6.75
字　　数：180 千字
版　　次：2023 年 1 月　第 1 版
印　　次：2023 年 1 月　第 1 次印刷
书　　号：ISBN 978-7-203-12432-0
定　　价：59.80 元

如有印装质量问题请与本社联系调换

谨以此书献给我的两位妈妈，感谢她们当年十月艰辛生下了我和杰瑞两个这么棒的孩子。

　　谨以此书献给我的女儿，花生小朋友，感谢她如一束光照亮我的人生。

前言

　　本书中的文字和故事，是我十个月孕期时光中断断续续的记录，后又经过整理和修改，跃然纸上。我从来没想过自己会写书，毕竟我们家已经有过一位出书的作家了，虽然他的书更像是一本穿插着其内心感言的画册，但作为我身边唯一跻身作家队伍的先锋，我的十月孕期的见证者、守护者，我的丈夫——杰瑞同学还是在此书形成过程中给予我极大的支持与帮助。感谢那个微醺的夜晚，我们灵光一现的写书提议，就这样伴随着点滴的回忆与情感的再次迸发，最终变成了文字的长河，流淌在这本书里。

　　2020 年初，当期待已久的小生命到来时，我的喜悦难以言表，对接下来 40 周的孕育时光更是翘首以盼。但同每一位第一次当妈妈的女性一样，我在怀孕伊始对孕期知识一无所知，我以为的那些众星捧月的照顾、怡然自得的享受，最终都被现实的疲惫、疼痛、焦虑和煎熬所击垮。整个孕期，除了体形变得逐渐笨拙，我的身体还经受了很多负面的变化，这其中的大部分我在怀孕前都闻所未闻，我的妈妈从未跟我提及，我身边几个已为人母的朋友也没有碰到过。

我与那些生理上的病痛一次次抗争，也在焦虑的旋涡中几度挣扎，终于在分娩的那一日，与孕期的所有疾苦告别，迎来了血脉延续的新生。

就像我在书中说的那样，怀孕对于每一个女性都是一次涅槃，它在赐予你新生命惊喜的同时，也会从你身上拿走一部分作为交换。有人面对的是容颜的老去，有人面对的是身体的磨难，有人为自己精力的不再充沛而妥协，也有人为情感上的崩离而神伤。而我还算幸运，整个孕期一路走来虽有磕绊，但也在爱人和父母的陪伴下多有明朗的时光。伴随着自己身份的转换，由女儿、妻子，升级为妈妈，我对那些我曾经认为是理所应当的亲情有了深切的理解，对之前常常不以为然的夫妻之道有了些许领悟，更对一位妈妈在面对即将降生的孩子时表现出的期盼与担忧，有了深刻的体会。

十个月的孕期不是完结，而是起点，是我与我的女儿交织在一起的人生之路的开端。时至今日，我的女儿已经快一岁半，我对她的爱从她降生那一刻起就在每天增进。她超级可爱、超级贴心、超级乖巧，又超级古灵精怪。我感谢她在芸芸众生中选择我做她的母亲，感谢她像一束光穿透了我心中的所有阴霾，感谢她在我的人生中留下了那么多浓墨重彩的痕迹。

所以，我在这本书里只用了很小的篇幅介绍孕期知识，更多的篇章是个人情感的抒发，写作时，我多次字还没有敲出，泪水已经落下。我把自己的孕期感受从回忆里挖出，带着此时此刻对女儿更深的爱，呈现给各位读者朋友。如果你是一位准妈妈，愿你能在我的书里获取孕育生命的信心，胜利迎来自己的重生之日；如果你是一位熟练的母亲，愿你能在我的书里拾取曾经坚定的决心，欣然面对孩子赠予的每一次喜怒哀乐。如果你是一位爸爸，愿你能在我的书里读懂爱人的艰辛，开心参与家庭的每一步成长与变化。

　　我把最细腻的描绘留在了书里，让这本书成为我与我的家庭成长的印迹。它将伴随着我们前行在日月绵长的时光里，10 年，20 年，50 年，即使百年之后，书里提到的人都已经走出了时间，承载着我们共同记忆的这本书，犹在。

刘凯西

2022.5.1

序

　　不记得是哪一天，我跟老婆说写个东西记录一下吧。在她这本书写完的今天，我被授予写"序"的殊荣。下文，是我后知后觉写下的所想。

　　捂捂脸，是花生（我女儿的名字）较早学会的一个可爱动作，跟着她一起捂捂脸，往事浮现。

　　（捂捂脸）
　　一天开始了。这一天我的工作繁忙。她，是我最担心的。
　　这一天的她，确定有了 ta。
　　这一天的我，确定有了 ta。
　　ta，不知道是哪个 ta，粉屋子的她，还是蓝房子的他。
　　在那一年，在那一天，我们失去了 ta。

　　（捂捂脸）
　　一天开始了。这一天我的工作繁忙。她，是我最担心的。

我们有了 ta。

ta，还是不知道是哪个 ta，粉屋子的她，还是蓝房子的他。

我，我们已经不是第一次了。

我们比起原来，都忐忑不安。

花生是不是在妈妈独家的房子中，因为爱，因为爱我们，因为比我们还对这个世界充满了希望，所以才坚定地降临，一定要给我们带来希望？

于是，在一个合适的时候，一个玄学般的机缘巧合，我们有了"我们 +1"。

曾经的不确定，曾经的慌张，曾经的漫无目的、虚无缥缈——落听了。犹如听牌一样的如坐针毡，当花生呱呱落地的一瞬间，当她被护士姐姐用小篮子推出来，当我们这一生与花生第一次见面的那一瞬间——和牌了！

这一刻的喜悦，我的她用了近十个月的时间孕育。

我们经历了看似一切合理的过程，但这个过程对我们来说，又都是第一次，尤其是我的她。这个第一次，是漫长忐忑，忐忑漫长的。这是一本她的自述，她切身的自述。

她，在这里，超越我"老婆"的狭隘定义，她是一位母亲！

母亲是伟大的，我爱我的母亲，我爱凯西的母亲，我敬爱所有的母亲。我爱作为母亲的凯西。作为一个男人，一个老公，一个父亲，我爱给予我上述角色的所有人。我相信这也是她写这本书的初衷——献给天下所有的母亲。

我有个妹妹，因为我妹妹的出生，我在成年后第一次见证了生命诞生的奇迹般的过程。这一次，我有了自己的孩子。直到今天，疫情持续了三年，花生已经一岁半了。如果说我的妹妹是"奥运宝宝"（2008年生），那花生就是"疫情宝宝"。不太好听，但是现实。我不能想象没有她的出现，这三年，尤其她出生之后近两年的时间，我将如何度过。

与其说这本书会对妈妈们有所影响，我建议我的同胞们都看一看。希望通过这本书，老公更爱自己的老婆，子女更爱自己的母亲，更敬爱天下所有的母亲。

这是我们的第一次，希望能借着她的文字，触发所有人的感受。

此时此刻的文字，是后知后觉的。
此时此刻的花生，是被爱的。
此时此刻的读者，将会在哪里。
此时此刻跟随我们的她，一起再一次
——捂捂脸。

不一样的是，这个世界，又多了一个，又多了一个属于我们所有人的花生。

We all shall be fine.

We all are loved.

杰瑞

2022. 5. 10

目录

目录

目录

1—4 周
曾经的失去，
新的期待

2020 年春节，新冠疫情暴发，人们关门闭户，居家隔离。正所谓"饱暖思淫欲"，我和杰瑞两人天天在家大眼瞪小眼，无事可做，便想着扩充我们小家庭的人口，备孕随之被提上日程。

自我与杰瑞结婚的那日起，我就一直期待能与爱人共同孕育出我们的下一代。爱情的结晶加上生命的延续，这是一件多么令人欣喜的事情。但没想到几个月之后的现实却将我的美梦碾碎，成了我人生中一段永远烙在心里的灰色记忆。

我与杰瑞 2019 年 6 月在北京举行婚礼，前后一个月的奔波忙碌，再加上数不清的饭局，那时的我们身心俱疲。就在婚礼后不到一个月，我怀孕了。在没有任何准备的情况下，我们坦然接受了这个小生命的突然到来，虽然匆忙，但这也算是在我们的人生规划之中，我们两个随即踏上了准爸妈之旅。

那时，由于工作的关系，我们暂居重庆。第一次要当妈妈的我对孕育知识一无所知，再加上怀孕前 7 周我的身体没有任何反应，我天真地以为怀孕分娩是一件很轻松自然的事情。那时的我每天除了补补叶酸，其他的衣食住行都跟怀孕前无异。

一切的平静都在 8 月份的一个夜晚被打破。我和杰瑞悠然自得地在商场看完一场电影后，在洗手间我发现自己流血了，我们两个随即开车去最近的医院看急诊。在去医院的路上，我们有说有笑地讨论着刚才电影里的情节，完全没有意识到接下来将会发生什么。

我清楚地记得那晚，医院妇产科诊室的门口一个人都没有，黑漆漆的走廊一眼望不到头，压抑得仿佛能吞没每一个穿过它的人，一切都是冷冰冰的。诊室里的灯光很暗，只有天花板上一盏发黄的灯闪着微弱的光。我躺在做 B 超的床上，一边听医生跟我说"没有胎心胎芽，做好准备吧，这个应该保不住"，一边感觉到一股股血流顺着我的大腿根，慢慢地淌到了床上，最后浸湿了压在我后腰处的 T 恤。此时我的大脑一片空白，机械性地坐起身，整理好衣服，从医生手中接过 B 超单子，然后回头看见留在 B 超床上的一大摊血，还有被我的腿和衣服蹭得到处都是的血痕。

那是一个不眠夜，我害怕得一直哭，杰瑞故作镇静地安慰了我很久，而在我看不见的地方，又一个人躲着抽了许多根烟。那天晚上我们两个人上网查了很多资料，浏览了无数个关于孕早期流血现象的科普和医生问答网页。我也是从那时才意识到，女性第一次怀孕由于胚胎发育不良而流产的现象不在少数，很多不可预知的细小因素都左右着我们脆弱的小胚胎能否成活。

怀孕从第一天开始，就不是一件容易的事。

第二天一早，不甘心的我们换了一家医院，在得到同样的答案后，我只能住院保胎。吃了近一周的保胎药后，医生很遗憾地告诉我，胎心胎芽始终没有出现。我的子宫里现在只有一个空囊，就像一栋孤零零的小房子，沉寂了很久，最终也没有等到生命的痕迹出现。更令人绝望的是，这个空囊自身正在日渐变小，而我的黄体酮指数也一直远远低于孕早期的正常水平，并且也在持续降低。我的希望最终破灭，只能接受了要做药流加清宫手术的事实。

　　我和杰瑞的父母在收到这个消息后，都焦急地打来电话询问。我爸在北京忙得抽不开身，一天恨不得给我打三十通电话。我妈马不停蹄地从北京赶来重庆，在到达病房的一瞬间就抱着我流泪。在确定了手术日期后，接下来的一切就很快了。手术当天，一早我吃了药流的药物，然后一个人拿着一个脸盆蹲在洗手间里静静等待。在眼睁睁看着那个空囊从身体里排出后，我就躺到了手术台上。手术全麻，我沉沉地睡了一觉，醒来时就已经躺在了病房的床上了。我在做清宫手术时全程没有疼的感觉，但是手术前注射麻药的滞留静脉针的针头粗得像牙签，扎在我手上时让我疼得叫出了声。

　　我的第一次怀孕经历在手术后半个多小时的腹痛中结束。坐完小月子，我的生活重新回到正轨。至于胎停的原因，我们不得而知，就算是手术后我们马上去做了胚胎的基因检测，结果胚胎本身基因一切正常，医生也无法判断出具体的原因。有可能是因为我或者杰瑞的身体在筹办婚礼的那段时间过度劳累，也有可能是胚胎自己没有发育好。然而，相对于清宫手术对身体的损耗，心理上的失落感更加让人痛苦。那段时间我闲来无事时总是发呆，然后问杰瑞，"我们的宝宝真的来过吗？"杰瑞告诉我，那个小房子一直是空的，我们真正的宝宝没有来过。他的这句话让我好受了很多，而我的一个好朋友对我说"你真正的宝宝还在天上挑妈妈呢"，给了我很大的慰藉。

我和杰瑞很有默契地不再提起此事。我们将这段记忆封存，直到第二年我决定备孕后，昔日的片段又在我的脑海中浮现。这次为了稳妥起见，我先去医院做了体检，在被告知我的身体已经恢复如初，各方面都符合怀孕条件后，我的备孕大业才终于正式开始。

谁想到叶酸刚开始吃了一周，我的宝宝就悄然而至了。

当看到验孕棒上的两条杠时，我的内心一阵激动，火速拿起手机给杰瑞发信息告诉他这一喜讯。

"老公，老公，老公老公，恭喜你。"

"啊？"

"哈哈哈，恭喜你，要当爸爸了！"

"啊哈哈哈哈哈哈哈哈，亲亲老婆！"

很快，我爸妈和公公婆婆都得知了这一消息，全家人都为我们高兴，虽然老规矩说怀孕前三个月不能往外说，但我还是在一片暗戳戳的欢天喜地中享受到了大熊猫般的孕妇待遇。

然而此时，我却因为之前的经历心中有了顾虑。通常我们默认的备孕期为至少三个月，在叶酸吃满三个月后，准妈妈的身体才算是为小宝宝的到来做好了充分的准备。所以当我在备孕的第五周查出自己怀孕时，我马上想到的就是：哎呀，叶酸吃得不够啊。

　　带着这个担忧，我在怀孕后第一次去医院做了检查。医生询问了我过往的流产史，得知我心中的焦虑后，告诉我叶酸的作用除了可以调节女性生殖细胞的活力外，主要是为了预防宝宝先天神经管缺陷，例如常见的无脑儿等。为了降低此类先天缺陷宝宝的出生率，实现优生优育，因此建议女性在备孕时就服用叶酸。叶酸在胚胎生长过程中的最初一个月扮演着很关键的角色，因为这是胚胎神经管发育的关键阶段。但是叶酸不仅可以通过药物补充，我们常吃的新鲜蔬菜水果里也含有大量的叶酸。医生在确认了我和杰瑞的家族史中没有过任何有先天缺陷的宝宝降生后，告诉我不要太过于担忧，只要在接下来的孕期中每天补充叶酸，按时产检，那我所顾虑的宝宝畸形的可能性就会非常小了。

　　当每一个准妈妈迎来自己期盼已久的小生命时，总是会变得多思多虑，生怕因为自己的一点点过失而影响到宝宝的发育，更别说对于曾经失去过一胎的我了。我变得很紧张，因为我知道这次我的宝宝一定是真的来了。我要拼尽全力，好好养护身体，守护好我身体里的这个小生命。

5—6周
孕酮低，
焦虑保胎

　　因为之前的痛苦经历，我从备孕第五周确定怀孕开始，便成了医院的常客。我恨不得三天看一次医生，五天做一次B超，只盼着胎心胎芽能够早一天出现。第一次检查的时候，医生告诉我我的孕酮指数一直很低，只有15，通常孕早期时的孕酮指数应高于25。听到这个消息的一瞬间，我的心里"咯噔"一下。孕酮这个词给我的印象可太深刻了，去年就是在医生告诉我我的孕酮很低后，我子宫里的胚胎就停止了发育。焦虑感瞬间充斥了我的大脑，那几日我的眼前常常会浮现出那个夜晚，医院B超室床上那一摊血的画面。

　　解决孕酮低的办法只有靠药物补充，医生在考虑到我胎停的经历后，决定让我这次吃药打针双管齐下，争取把身体内的孕酮补回到正常水平。

　　由此，我踏上了一段千辛万苦的漫漫保胎路。

　　最难熬的日子开始了，每天除了按时吃地屈孕酮片，我还要去医院门诊注射孕酮。由于那段时间杰瑞因为公司急事频繁出差，每天我只能是由我爸当司机，我妈做看护，往返于家和医院。疫情期间医院门诊严格控制进入人员的数量，很多时候都是我妈送我到医院大厅的门口，我自己再拿着药慢悠悠地走上楼去注射室打针。医院大厅里的人都行色匆匆，我一只手轻轻地捂着肚子，小心翼翼地穿过熙熙攘攘的人群，迈上扶梯，抓紧扶手，再往注射室慢慢地走。当了妈妈的朋友们看到这里，可能会觉得我过于紧张了，因为通常怀孕在第 5 周的时候，其实身体是没什么反应的，但我当时真的很害怕，我怕任何的颠簸和碰撞，怕每一声噪音和叫嚷，怕辛苦过后又是伤心一场。

医生给我开的是一个月的孕酮口服药量和 20 天的注射针剂。在吃药打针 5 天后，我又去了妇产科验血，但检查结果并不理想，我的孕酮数值降到 14.7。明明一直在吃药打针，孕酮怎么反而下降了呢？但是好在我的 HCG 和雌二醇数值非常稳定，这算是一个小小的安慰，让我告诉自己，再等等，继续补孕酮，一周之后再验，一定会升上去的。

又是难熬的一星期，又是往返于家和医院，我对注射室打针的一系列流程都已经熟悉得不能再熟悉了：进门，"护士你好"，递单子，脱裤子，注射，提裤子，"谢谢护士"，走人。持续的肌肉注射让我两边的屁股都有了青斑，一摸都能感觉到硬块。而除了往返于医院的时间，我在家几乎就长在了床上，为了稳妥，我尽量避免了身体的一切大幅度活动，同时还时刻提醒自己，要开心，要乐观，只要自己心情好，胚胎自然会健康发育。

然而一周后的验血结果，直接给了我当头一棒，我的孕酮数值一下子掉到了 12.7。

　　那天拿到结果后发生的事情给我留下非常深刻的印象，以至于我现在还能记起当时同我爸妈说过的每一句话。拿到血检报告后，我在从医院回家的路上尽量平复心情，但在到家后走进卧室的一瞬间开始趴在床上大哭。我妈坐在床边一边叹气，一边拿出手机开始上网搜孕早期孕酮低的各种原因及结果。我爸在床边来来回回地踱步，然后掏出手机给他认识的护士朋友打电话咨询孕早期的护理。电话那头的阿姨在听到我的孕酮数值以后，立刻开始滔滔不绝地讲下一次备孕时应做什么样的充分准备，以及她认识的医生在保胎上非常有经验。我的脑子本来就已经一团乱麻了，在听到这样的话后心里噌地一下就燃起了一团怒火，我立刻要求我爸妈离开我的房间，让我一个人安静地待会儿。那一刻的我已经在心里开始说服自己做最坏的打算了。我一边流泪一边问自己，为什么会这样？为什么会有第二次？为什么怀个孕这么难？

　　在那天跟杰瑞的通话中，我第一次冲他发了脾气。在这种日日揪心的时刻，没有他陪伴在我的身边，我的心里满是委屈。我在电话里冲他大喊：

　　"现在我爸妈天天为我做的这些，应该都是由你来做的，但你在哪呢？！"

　　电话那头的杰瑞一阵沉默。我想象得到他那时的表情，愧疚和不安让他无言以对，心里满是无奈但也不知道该如何说起。短暂的几秒过后，我平和了下来，把当天发生的事情告诉他。杰瑞听完后安慰我说不要太紧张，孕周还早，一切都没有定数，而且我的身体暂时也没有任何胎停的迹象。要我对自己有信心，对他有信心，更对宝宝有信心。

　　现在回头看当时的我，只觉得那几个星期给自己的压力实在太大了，第一次自然流产的经历给了我过度的重荷，让我犹如惊弓之鸟，在面对任何一条负面的检查结果时都会让自己陷入焦虑的旋涡。那段时间我常常在网上搜寻其他孕妇胎停的案例，一字一句地读着关于别人流产的伤心往事，我就逐渐把自己也代入了进去。看到别人的检查结果，我会忍不住跟自己的数值做对比，然后判定自己也会是同样的结局，最终在悲观的情绪里越陷越深。我想，这种情绪是每一个跟我有相同经历的准妈妈都会理解的，但其实更多的时候就是自己吓自己。我的孕酮数值虽然持续降低，但是我的检查结果里HCG 值跟一周前比翻了近 10 倍，这是一个非常好的信号，代表孕囊还在正常的轨道上生长，时刻在为胎心胎芽的萌发做准备。但是由于那段时间我过度紧张，把全部的注意力都盯在孕酮这一个数值上，完全忽略了其他更需要关注的信息，以至于我在拿到检查结果但还没有看过医生的情况下就早早地给自己作了判定，让自己在焦虑的情绪里越陷越深。

　　第二天一早，我带着检查结果去医院做 B 超，B 超显示胎心胎芽还没有出来，但是医生却给了我一个非常正面的肯定：我的孕酮数值虽然降低，但是其他指标增长得非常好，而且我的身体没有出现任何自然流产的先兆。我无须过度紧张，只要放平心态，继续好好吃药打针补孕酮，静静等待即可。

医生的话如同一粒定心丸，让我的心平静了许多。我尽量让自己不要瞎想，回家后便继续我的保胎之旅。

7—8周
胎心胎芽的
萌发

　　到了第七周，我已经连续补了 20 多天的孕酮，终于又要去做 B 超了。检查的当天早上，我一睁眼望向窗外，晴空万里，微风徐徐，绝对是一个看宝宝胎心胎芽的好日子。我心里有点激动，带着点期待，又掺杂了一丝忐忑，收拾停当，雄赳赳气昂昂地向医院进发了。

　　然而在 B 超床上躺下的一瞬间，我又紧张了。我不敢说话，只盯着医生的显示屏看，等着医生张口同我说话。那大概是我孕期以来最难熬的几秒钟了吧，整个房间安静得好像没有人一样，我只听得见医院外马路上汽车经过时的一声声轰鸣。

　　过了一会儿，医生平静地告诉我："看见胎心胎芽了。"

　　近一个月的焦虑、等待、期盼，在那一刻得到了释放，我感觉自己一直悬着的那颗心在一瞬间归为平静，全身都觉得轻松无比。医生用手指了指屏幕上的一个小点，告诉我："胎心在动，看见了吧。"

　　看见了看见了！我看得清清楚楚，那是一颗看起来非常有活力的小心脏，跳动得特别坚定。这颗小心脏在未来的十个月内，将不断地蜕变，带着一位母亲对宝宝的所有期盼，迸发出全部的力量，滋养着一个新生命的成长。

拿着检查报告走出房间时，我感觉自己的脚步比来时轻了百倍，同时自己的腹部好似重了千斤。等在门外的妈妈接过检查报告后，一遍一遍地看着上面的文字："子宫增大，宫内可见妊娠囊 $3.3×1.2×1.8cm$，内可见胎芽，胎芽长 $1.2cm$，可见胎心搏动。"这么多天了，我终于看到了我妈笑的样子，她心里的石头也一定落地了。

平复了心情，我拨通了杰瑞的电话。电话那头接得很快，我在听到"喂"的一瞬间，便再也止不住泪水了。

"老公，看见胎心胎芽了。"

电话那边是久久的沉默，紧接着，我听到了杰瑞抽鼻子的声音，随即又是一阵抽泣声，没过一会儿他的哭声竟然比我还大。那天一上午杰瑞在公司什么工作都没做，他一直在七上八下地等着我的这通电话。在听到了期盼已久的结果后，他在这半个多月里积攒的不安、愧疚、担忧与压力也在一瞬间得到了释放。如果此时此刻杰瑞就在我身边，我们两个一定会抱头痛哭，整个医院妇产科走廊里的病人和护士都会是我们这个"高光时刻"的见证者。

接下来就是检查报告的拍照群发时刻，远在外地一直在为我担心的公公婆婆开心地收到了这个令人欣喜的结果，连忙向我祝贺。我爸在微信群里看到我发的照片后随即就给我打来电话确认。

全家人都为此而高兴，全家人都开始真正地感受到这个小生命的到来。

看到胎心胎芽后，我浑身轻松，验血查孕酮这件事于我而言也不再是负担。这次我的孕酮数值涨到了18.62，虽然还是低于正常水平，但此时的我已经并不太介意了。或许我本身的激素水平就低，也或许我的孕酮数值在孕期就是涨得比别人慢，不管是何原因，我前半个多月的努力没有白费，小小的胚胎一直在顺利成长。此刻再回想我一周前的崩溃大哭，实在是自己给自己上了太多枷锁，让自己白白担惊受怕了一场。每个孕妇的身体状况不同，伴随的孕期反应更是千变万化，如果准妈妈们一味地把网上的固定数值信奉为唯一的标准，那很容易让自己变得无端焦虑，对自己的身体和宝宝的发育更是百害而无一利。

所以，千万不要在最终结果出来前自己吓自己。

接下来的日子，我正式去医院产科建了档，开始迈进难熬的孕早期，与此同时我的各种孕期反应也接踵而至。首先，是几乎每个孕妇都有的胃口变差，但幸运的是我也只止步于胃口变差，竟然没有电视上演的那种一闻到饭菜味就吐的反应，也没有没事就突然想呕一下的感觉，我只是口味变轻淡，饭量减少了一些而已。杰瑞的表姐孕初期反应特别强烈，任何一点味道都会让她呕吐。喝水吐，没事坐着也会吐，最后还因为吐到脱水而去住了一星期的医院。她说她每天早上睁眼醒来的第一件事，就是心里开始默念："唉，又是一天。"这种强烈的孕早期反应估计会给很多准妈妈留下刻骨铭心的痛苦回忆，而我非常幸运，在孕早期逃过了此劫。我妈说她当年怀我时也是一样，只是胃口变差了一点点。我觉得这方面可能跟遗传有点关系。

其次就是睡眠问题。我开始白天睡不醒，晚上睡不着。白天犯困是孕早期的普遍反应，我很容易地适应了这一点，但晚上的连续失眠让我日渐身心疲惫。我一直觉得那段时间我睡不着觉大概就是因为心理作用。自从有了胎心之后，我切身感受到宝宝的到来，身体里多了一个小小的生命存在，人的心理肯定会随之产生变化，我大概就是因此亢奋过了头。那时候每晚睡前，我都喜欢轻轻拍几下肚皮，再满意地闭上眼睛，在大脑里尽情想象宝宝未来的性格和模样。"她会开朗还是害羞，几个月会喊妈妈，几个月会走路"，我常常一想就是一小时，想着想着便美滋滋地进入了梦乡。

这大概就是每一个期待宝宝到来的妈妈们独有又珍贵的甜蜜时刻吧。

9—10 周
花生粒的形成，
生命的跳动

从第九周开始，我进入正常的孕期模式，每天按时进补，外加适量活动。在注射完最后几天的孕酮以后，我的孕酮指数涨到了24.8，依旧不是很高，但我此时已不太担心孕酮数值了，因为我的HCG值简直就像是坐了冲天的小火箭，疯狂冲刺，高到让我一度怀疑自己是不是怀了双胞胎。我的孕期反应在这几天也趋于平稳。正所谓没有消息就是好消息，这段时间我每天的主要活动就是放松心情，给胎儿和自己营造好的成长氛围和环境。

为了能获得更好的产科服务和环境，我选择去私立医院建档，在做了一系列功课后，我选择了一位非常合我眼缘的女士作为我的产检和接生医生。这位短头发，行事非常干练的医生也一直在我遇到各种问题后帮助我维持着良好的孕期状态，为我最终的分娩打下很好的基础。

在与我的产科医生第一次面聊的时候，我跟她讲述了我一年前的流产和这两个月的保胎经历。我的产科医生非常淡定地告诉我，在西方，保胎的观念比较淡薄，如果一个胚胎在一开始萌发的时候就困难重重，需要各方面的干预，那说明这个胚胎本身就是不健康的，如果他／她自己不能正常发育，那流掉就会是必然结果，这也遵循了大自然优胜劣汰的法则。每一个准妈妈唯一需要做的就是保持良好心态，养好身体，为胚胎提供营养和健康的发育环境。当一切都准备充沛后，健康的宝宝就会顺理成章地到来。

过度的焦虑没有任何益处，放平心态，做好准备，好事自然来。

第九周的 B 超显示，我的宝宝长大了一点点，有 2.1 厘米了。做 B 超的医生跟我形容，"像颗花生那么大了"。这个形容可爱又生动，一下子就刻在了我和杰瑞的脑子里，从那天起我俩便把我肚子里的小东西叫作花生了。这个名字一叫就是 8 个月，直到宝宝出生，我们还是习惯性地喊她小花生，这便是我女儿花生的名字的由来。感谢那天的 B 超医生，随口就给了我们一个这么童趣又可爱的名字。

第十周检查的那一天，恰巧是"520"，我和杰瑞又兴高采烈地跑去医院做 B 超。我们两人对于这个宝宝的到来有太多的期待与兴奋，恨不得每周都去一次医院看一看宝宝又长大了多少。我非常不建议各位宝妈在这方面向我们学习，因为每周一次的 B 超其实是对胎儿的过度关注，一趟趟的医院之行也增加了很多不必要的风险。如果孕期一切正常，那只需要按照医生的指示，按需产检就好。

这一次的检查给我的印象特别深刻，因为我们第一次在屏幕上看到了长成人形的胎儿。虽然只有 3.7 厘米，但是宝宝的小脑袋、小鼻子、小胳膊小腿都已经可以分辨出来了，而且 B 超恰好捕捉到了她怡然自得地在我肚子里翻滚的画面。在得知现在可以听到胎心之后，我和杰瑞满怀期待地等着医生打开扩音器，让我们切身感受了一下宝宝心脏的跳动。几秒钟之后，B超室里开始回荡起小火车在铁轨上行驶一般的声音。

"呼呼、呼呼、呼呼……"

胎心声响起来的一瞬间，我的眼泪夺眶而出。

"听到了，听到了。"我带着哭腔说。

此时坐在一旁的杰瑞伸出胳膊，紧紧地握住了我的手，我们两手紧握，直到整个检查结束。

这生命的搏动声实在是太美妙了，在多少日夜的期盼与焦灼中，那颗小小的种子就这么在我的身体里萌发了。这呼呼的心跳声，每一下都敲在了妈妈的心坎上，从此将成为我一生的牵挂。

感谢这个小生命来到我们身边，感谢她选择了我们，爸爸妈妈永远爱她。

我和杰瑞怀着激动的心情走出B超室，我的步伐逐渐欢快，甚至还有点扬扬得意。这是我们收获的最好的"520"礼物，也将是我一生中最难忘的一个"520"。

回家路上，由于还沉浸在小火车一般的胎心声带给我们的幸福感中，我俩顺路买了一个小小的胎心仪，打算在家时时听一听。只可惜第10周时的胎心声其实非常微小，只有医院的大型仪器才听得到，我们的家用胎心仪是检测不出来的。到家后，我半躺在床上，杰瑞急不可耐地拿着胎心仪在我的肚皮上比划了半天，最终发现难以听到，他悻悻地转身到了一旁，拿胎心仪去听自己的心跳了。

那晚关灯后，我和杰瑞躺在床上，一边聊着白天产检的经过，一边感叹繁衍生命的伟大和神奇。杰瑞背对着我躺着，他的鼻息声很重，我知道，他在流泪。

11—12周
保胎大战告终

第一次产检门诊查询：体重、血压、产科检查、孕期咨询

化验项目：尿常规分析、全血细胞计数、ABO血型检查、Rh血型检查、红细胞抗体筛查和滴度、乙肝表面抗原、人体免疫缺陷病毒I+II、梅毒筛查、丙型肝炎筛查、风疹病毒抗体、促甲状腺激素、ALT、AST、尿素氮、肌酐、糖化血红蛋白、铁蛋白、无创DNA检测静脉抽血

彩超项目：胎儿颈项透明层厚度检测——胎儿畸形筛查、心电图

体重：60.5kg

近3个月的孕早期结束，我的保胎大战即将迎来胜利的号角，我也正式踏上了产检的正常轨道。第一次产检，我顺利通过了包括无创DNA和NT在内的所有检测，心里别提有多高兴了。无创DNA是根据孕妇血液中的DNA信息，筛查胎儿有无染色体异常状况的产检项目。NT B超则是关于胎儿颈部透明层厚度的检查，只要检查

出的结果小于 2.5mm，就代表胎儿目前一切正常。一旦该数值超过 2.5mm，那么胎儿就会有染色体异常和唐氏儿的风险，孕妇需要再做羊水穿刺进行下一步筛查。这两项是孕中期主要的胎儿检测项目，只要通过，小宝宝就已经迈过了子宫内健康发育的第一道门槛。

做检查的当天，我的心情格外平静，因为我对自己和宝宝的身体状况特别有信心。B 超屏幕上显示出来的小生命比上次长大了一点点，有 6.4cm 了，小手小脚已经可以分辨出来，尤其是小手一张，5 个指关节都清晰可见。我的预产期检测为 12 月 10 日，宝宝的 NT 检测厚度为 1.8mm，身体发育符合 12 周 6 天的生长曲线，一切都完美过关。我们还看到了宝宝的高鼻梁和大脑门，一看就特聪明。杰瑞喜不自禁地开始邀功，说高鼻梁和大脑门都随了他，我看他那喜不自胜的样子，也不跟他争辩，毕竟人家也确实在这两方面比我突出了一点。

宝贝呀，不管你是高鼻梁还是塌塌鼻，也不管是大额头还是小脑门，你都是爸爸妈妈心中最可爱最漂亮的小天使。

我与产检医生的面诊也非常顺利，除了常规的孕期宣教，医生给我明确规定了接下来几个月我的体重增加范围。整个孕期我的体重增长目标为不超过 25 斤，而在孕中期体重刚开始增长的这个阶段，我每个月的体重增长应控制在 3 斤左右。听完医生的嘱咐，我信誓旦旦地说："没问题，我以前半年也长不了三斤呐。"

理想很丰满，现实很骨感，现在想想，当时的我还是太天真。

由于白天困意逐渐消失，胃口变好，再加上前两个多月的疲惫感慢慢得到缓解，我开始了咸鱼般的躺平生活。

简单总结来说，就是能躺着绝不坐着，能坐着绝不站着，能吃两口绝不只吃一口，能送到嘴边的就绝不伸手。

这是彻彻底底的孕期反面教材，我在接下来的几个月里为此时的放纵付出了一系列惨痛的代价。

因为我父母家离我自己的小家很近，杰瑞又常常出差，我从怀孕起就三天两头地往父母家跑，没事还会小住几天，所以在爸妈的呵护下，我得到了非常细致的孕期照顾，而我爸妈也因为我怀孕而对我表现出含在嘴里怕化了、捧在手里怕摔了的态度。我爸是一个非常典型的中国式一言堂父亲，从小就对我特别严厉，他脾气急躁，总是把他认为对的思想强加到我的头上，还喜欢对我的行为举止做出各方面指导。我在大学毕业参加工作之前，在我爸面前一直是敢怒不敢言，因为他脾气一上来，我就怕得心里直打战；我妈是一个永远把家庭放在第一位，刀子嘴豆腐心，时而要个小脾气，又爱唠叨的全职太太。跟平常的夫妻相处一样，他们偶尔也会有拌嘴、摩擦，严重时可引起火山崩裂般的地动山摇，但自从我怀孕以来，他俩在家永远轻声细语，让我感受到如春风拂面般的细致照顾。我爸妈对我贯彻了"百依百顺"这四个字，让我过上了一段衣来伸手饭来张口的躺平生活。

我妈厨艺了得，在饮食上，为了弥补前几个月我因为胃口不好而亏的嘴，她每天绞尽脑汁地变换菜色。我本身口味较重，爱吃辣和油炸食品。为了让我吃得开心又健康，我们家的空气炸锅在那段时间几乎日日上岗，鸡鸭鱼肉顿顿出锅。我身高 176cm，怀孕前体重不到 120 斤。仗着自己在怀孕前身材较瘦，吃什么都不容易胖，我开始了一段放肆的饮食生活，全然把医生提醒我的体重控制抛在了脑后。而我那位从来不准我吃外卖的老爸，只因为我的一句，"想吃某家餐厅的拉面"，就把工作放到一边，跑去餐厅点好面，亲眼看服务员干干净净地打包后再急匆匆赶回家让我吃上热乎乎的面条。

每当我回忆起孕期时与爸妈相处的种种画面，我的心里就有千万捧热泪想向他们表达。我 16 岁的时候，跟随全家移民去了加拿大，我妈为了照顾我放弃了国内的工作，在异国他乡成为全职太太大军中的一员，将全部的身心都投入我的成长之路上。我爸在国内工作很忙，为了时常能去看我和我妈，他只能做"空中超人"，频繁往返于中国和加拿大。在长达 12 个小时的红眼航班上，他躺在窄窄的椅子上，听着飞机机舱内的轰鸣声，度过了无数个日夜。多少个温哥华的夜晚，我已进入梦乡时，我妈卧室的床头灯还在静静地亮着，隔着 15 个小时的时差，她跟我爸通电话聊着各自生活中的点滴，而更多的是聊我的学习、生活、心情和状态。他们人到中年，拼搏了半辈子，本来已是生活安定，到了每天可以享受自己的事业和家人带来的温暖的时候，却为了我，在相隔快一万公里的两个国度，各自忍受着孤独，承担着生活上的压力。

国外的山水很美，但对于我们，却很陌生。我妈出国前是位干练的职场女性，高高瘦瘦的身材，每天都会穿着各种漂亮的西服套装。小时候每次放学，一出校门看到人群中的妈妈，总觉得她是最闪亮的那一个。然而到了加拿大，我妈因为不会英文，从一位职场佳人，变成了一个"大字不识"，事事都要小心翼翼多问多听多看的"文盲"。她不开车，在国外只能坐公共交通或者出租车，每次独自出门前，我都要跟我妈再三确认好这段行程将要遇到的各种细节，包括跟司机的地址说明、信用卡的支付，以及到目的地后再怎么走。那个热爱旅行热爱生活的老妈，被困住了，困在了一个她一无所知的国家，困在了她女儿的身边。

而一直在妈妈陪伴下的我，在国外过着很多留学生都羡慕不已的生活。每天放学回家有变着花样的热饭热汤，逢年过节有家人的陪伴，生病时还有妈妈在身边无微不至的照顾。每次跟朋友出门玩，不管夜有多深，我开车回到我们家楼下，总能看见我妈卧室的那盏灯亮着，她总要看到我平安回去才会睡。

我妈那时候偶尔会跟我开玩笑说："咱们娘俩在这儿相依为命。"

虽是玩笑话，但也是事实。

而我爸呢，他一个人在北京，每天的工作都很忙很忙。因为没有我和我妈在身边，他把全部的精力都投入工作中，常常一个人在公司待到很晚，饿了就点份外卖，最后收拾好包，一个人在空荡荡的写字楼里，关灯，下楼，开车回家。东三环北路两旁的高楼总是闪烁着五彩斑斓的灯光，那些建筑物上闪闪发光的线条映衬在车里，会在某些瞬间把人脸照得格外的亮。我不知道每天那个时刻，车里的爸爸在想些什么，但可以肯定的是，一定有我。

年近 50，在事业上日日拼搏的中年男性，平时心里有多少烦闷与压力，我可以想象。而他可以倾诉的妻儿远在国外，每天留给他的只有空荡荡的房子，他唯一能做的只有辛苦赚钱让我和我妈在国外更好地生活。每每想到这里，我都特别心疼我爸。

更让人难过的是，我从中学跨入大学，再从校园走入职场，这近十年来一个女孩从青涩到逐渐懂事长大的心路，我爸参与极少。他非常希望能读懂我成长的每一步，见证我的每一次蜕变，但他却只能从跟我妈的通话中听说每一个关于我的故事。一个是很少表达爱意的严厉父亲，一个是习惯了常年没有爸爸在身边的逐渐走向社会的女儿，就像八点档家庭伦理剧里演的那样，我们的关系逐渐变得微妙，即使我爸从国内飞到加拿大看我，我也很少跟他正面沟通我的想法。考试、恋爱、求职，这些每个女孩在成长路上都会经历的大事，我爸都只能从我妈的口中得知。

再后来，我决定与杰瑞结婚，结束了在加拿大 10 年的生活，跟我妈一起回到了北京，我们一家三口终于团圆了。我们的生活好像回到了起点，但在跨越了 10 年的光阴后，一切又都顺理成章地恢复了温馨与平静，爸妈像年轻时那样过上了柴米油盐酱醋茶的日子，幸福的烟火气遍布我们家。

成家后的我逐渐在爸妈面前变得放肆，有了一种"我已经是一个已婚妇女了"的嚣张感，没事就跟他们顶个嘴，偶尔还会开我爸的玩笑。以前在爸妈的庇护下，我一直觉得自己还是个孩子，睡懒觉和熬夜会被骂，出门前一定要报备，有什么事先想着去喊"妈"。然而等我组建了自己的家庭，我从一个被呵护的角色变为了新家庭的女主人，生活上的点点滴滴都要自己操持，人生路上的各种选择也要自己去面对，这种家庭角色的转换让我突然就对爸妈的人生多了几分理解。

生命的轮回就是一代又一代的更替，现如今，我也即将成为人母。升级成为姥姥姥爷的爸妈，对我再也不是当年那样的严厉与苛刻。带着对第三代小生命的期待，他们把这半辈子都没有过的耐心和温柔一股脑地捧到了我的面前，让我一开始有点受宠若惊，后来就变得日渐嚣张。但就算我再怎么借着怀孕的由头各种胡闹，爸妈也永远是笑脸相迎，这种众星捧月的得意感，现在还时时让我怀念。

想到当年我妈带着我，独自踏上去异国他乡生活的旅途，我常常在心里问自己，我是否也能像她那样做一个无私的母亲。我的孩子未来也会有自己的人生规划，或许她会去异国留学，又或者去其他城市做她想做的事，那时的我又会面临怎样的选择，同样的，杰瑞又会怎样扮演一个父亲的角色。我们现在无法得到答案，但可以肯定的是，我们对下一代的爱，如同我们的父辈对我们一样，有增无减。

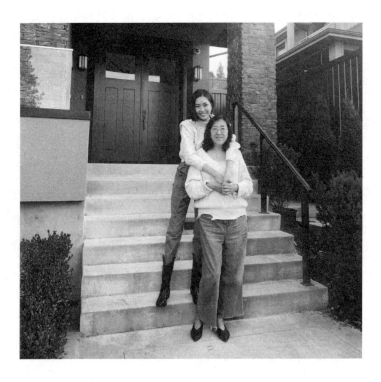

◎ 2018 年摄于温哥华。同妈妈回国前，在我们居住了 7 年的
房子前合影留念

整个孕期最稳定的阶段——孕中期到来了。前三个月的各种早孕反应渐渐消退,最后三个月孕晚期强烈的笨重感还未到来,通常孕中期的三个月即 14—27 周,会是一段相对平和的舒适期。胎儿在子宫里进入相对安全的阶段,妈妈则有了更好的身体状态和精力去享受这段美妙的孕期时光。胃口大开,行动恢复如初,亲眼见证肚子一天天变大,感受宝宝的每一秒成长,是这个阶段孕妈妈们最重要的事。

　　更开心的是,我可以用自己买来的家用胎心仪听到宝宝的胎心了。每天睡前闲暇时,我都会半躺在床上,拿出耦合剂涂在肚皮上,然后打开胎心仪放在肚脐的一侧找宝宝的胎心。有时候或许是我找的位置恰巧与宝宝的胎心位置重合了,胎心仪放在肚皮上的一瞬间,那小火车驶过般"呼呼"的心跳声就会响彻整个房间。而有时或许是调皮的宝宝在跟我捉迷藏,我拿着胎心仪从肚皮的一侧划到另一侧,东找西找,也不一定能听到她的心跳声。这种时候的我就只能先静待几分钟，等宝宝在我的肚子里翻了身，或者换一个姿势，我再重新拿起胎心仪去听。

连续听了几天，在确认宝宝的胎心一直都很稳定地维持在 130 下左右后，我逐渐降低了听胎心的频率，由每日一次改为两三天一次。虽然胎心仪本身的辐射可以忽略不计，但我也不想过多地通过外用仪器去打扰宝宝自己的小世界。

在家人们的悉心照顾下，我的孕肚日渐明显。没有了前几个月的孕期紧迫感，我每天都过得很开心，除了看书、听歌、拼乐高，剩下的时间就是躺平，偶尔再跟杰瑞出门遛个弯。我本以为接下来的三个月，我将会一直在这样的状态下舒舒服服地度过，但事与愿违，从第 13 周开始，我的身体产生了一系列的排斥反应，再加上孕期抵抗力下降，我两次被送进医院急诊室，又遭受了很多孕妇没有经历过的苦痛。

首先面对的急症是头痛病。

我从小就有偏头痛的毛病，这是从我妈那里遗传来的，至于我妈的头痛病的根源在哪里，我就不得而知了。我妈年轻的时候头痛会偶尔发作，上了年纪以后头痛逐渐频繁，而且症状严重，有时候甚至连路都走不了，只能躺在床上一动不动。我记忆中小时候最严重的一次头痛病发作，是小学四年级的时候，没有任何原因开始头晕眼花，吃什么吐什么，最后在医院住了将近两个星期，全身做了各种检查，也没得到一个明确的诊断，住院的那段时间我唯一的收获就是不用上学，舒舒服服地在医院跟小病友们玩了半个月。偏头痛、血管性头痛、脑血管痉挛，这些字眼都曾出现在我近二十年的病历上，但具体是一种什么样的头痛，我自己也没明白。有时候是因为吹风，有时候是没睡好觉，有时候是劳累过度，有时甚至只是运动量大了一些。而我每次发病的严重程度完全随机，轻则一片布洛芬，重则卧床两天。因为知道自己有头痛的毛病，我平时对自己的脑袋都很注意，作息规律，生活健康，生怕一不小心又刺激到我脑袋里的某一个细胞，再给我一通折腾。

通常，女性在备孕前，都会去做一个备孕体检，以免怀孕后因为抵抗力低下，身体内的某些疾病隐患突然发作，又因为孕期用药限制很多，不能得到有效的治疗，而让自己白白遭受很多痛苦。我的孕前检查当时做了很多项目，甚至包括了眼底和齿科，但我却独独把我的常年头痛病忘了个干干净净。我以为我孕期保持健康和愉悦的身心状态，我的脑袋就不会不给我这个孕妇一个面子，谁想到它有一天会猝不及防地开始闹腾，让我毫无招架之力。

第13周末尾的一个早上，我跟往常一样睡醒，掀开被子坐起来，转身迈腿准备下床。就在一条腿踩在地板上的一瞬间，我感觉卧室的整个天花板都在旋转，床边书柜上原本一本本摆好的书突然变成了五颜六色的光点。伴随着一阵天旋地转和我脑子里的一阵刺痛，我整个人差点向前翻倒在地上。我定了定神，半弓着背，扶着床边，又摸索着坐回到床上，试图让自己的脑袋平静下来，然后又躺回被窝里。在怀孕前如果我发生了这种情况，通常只要吃一片止疼药，再睡几个小时，就会好转很多，所以当时的我并没太把这当回事，心想只要再睡个回笼觉，就一切太平了。

可躺在床上的我，却怎么都睡不着了，因为我感觉好像有一个人在拿着锤头砸我的脑袋，我左边的太阳穴被砸得咚咚直跳，一下又一下，每一次跳都伴随着一阵剧痛，脑子里的每一根神经好像都在被人拉扯。我当时的感受，大概可以用"脑瓜子嗡嗡的"来形容。我叫醒杰瑞，跟他说我的头痛病又犯了。杰瑞以为这次会跟以前一样，过会儿就好，他睡眼惺忪地拍了拍我的手，让我好好休息，然后翻了个身又呼呼睡了。

我就这么闭眼躺着，一动不敢动，因为只要我的头轻微转动一下，我脑子里的那个锤头就会砸得更厉害。中午喝过小半碗粥后，我的头疼稍有缓解。我按照以前的习惯，握拳去敲击那一侧脑袋，敲打的一瞬间头会舒服一点。就这样大概过了半小时，正当我准备躺下睡个午觉时，我突然觉得有点不对劲，跳下床冲到洗手间，把刚喝的小米粥吐了个干净。

一整个下午我都在床上迷迷糊糊地度过，睡了又醒，醒了又睡。杰瑞下班回家后看到我惨兮兮的样子，问我要不要去医院，被我斩钉截铁地拒绝了。我对去医院这事儿一直有抵触心理，一是怕麻烦，二是我坚信我这次的头痛病不是什么大问题，明天早上一醒来，我就绝对又是好汉一条。那天的晚餐我吃得很清淡，精神状态也比早上好转了很多，睡前我甚至还跟杰瑞开启了日常嘲讽模式（这是我们两个的日常娱乐活动之一，即一系列的互相言语攻击行为，攻击内容包括但不限于五五身、大方脸、呆脑壳等）。

结果到了第二天，从早上一睁眼开始，我就完全复制粘贴了前一天的状态，头疼加呕吐，并且比前一天吐得更厉害了。晚上杰瑞回家后，决定立刻带我去医院，此时的我还试图挣扎，想再观察一天，因为我总觉得自己这次没有那么严重，再睡一晚肯定会好。这又是一个孕期的反面教材，因为连着呕吐，当时的我几乎可以算做两天水米未进了。以往的我或许可以强撑，甚至自愈，但那时的我肚子里还有宝宝啊，胎儿随时需要母亲身体里营养的输送，而我自己的身体已经两天没有补充新的营养了。这种情况下，胎儿对母体营养供给掠夺式的汲取不但会拖垮母亲的身体，甚至会影响到宝宝的发育。

　　就这样我熬到了第三天的凌晨快 5 点，我在床上坚持了快半小时后，实在忍不住了，冲到洗手间跪在马桶旁边又是一阵狂吐。除了昨晚睡前喝的水，就是发黄的胆汁，我的胃里是一点儿东西都没有了。

　　此时的杰瑞已经从床上跳了起来，他穿好衣服，再往我身上胡乱一通塞，拉着我就直奔医院。

　　去医院的这一路，简直是我孕期以来最痛苦的 30 分钟。我们家住在西城，我的产检医院在朝阳区靠近望京的方向，这之间横跨了北京的西南角到东北角。5 点多的北京，整个城市都还在朦胧的睡梦中，地平线后面的太阳也只露出了一点头。我们的车迎着天边刚刚被染红了一角的云彩，在二环路上一路狂奔。我缩在副驾驶上，一只胳膊肘撑在窗框上，手扶着脑袋，另一只手则抓着一个出门时随手捞起来的塑料袋。这一路，我的胃里翻江倒海，每一次小转弯都会让我有快要吐了的感觉。我紧闭着嘴巴，心里苦苦挣扎，就这么憋了一路。到了医院大门口，杰瑞车还没停稳，我就推开车门跳了下去，蹲在旁边的花坛里一通吐。

幸亏我们出发时才早上5点刚过，马路上车不多。如果再晚一小时到了早高峰，这段路程至少要花一个小时，再加上堵车时的走走停停，那时的我一定早就在车里歇菜了。

因为提前通知了医院的妇产科，急诊的护士早早就推着轮椅在门口等我了。我颤颤巍巍爬上轮椅，身子一斜，心里顿时踏实了一半。

因为疫情原因，所有病人在进急诊治疗前都需要做核酸检测，等结果出来后再接受问诊。但由于我情况特殊，医院还是安排了医生早早在急诊室等我。在确认我血压没有问题，听我有气无力地跟他进行了几分钟的沟通后，医生建议我先吃一片止吐药止住呕吐，再吃必理通止住头痛。我反复跟医生确认，这两种药对孕妇和胎儿没有任何副作用后，才终于在这次猝不及防的头疼发作的第三天第一次接受了药物干预。像所有的准妈妈一样，我也一直认为孕期生病是一件让人如临大敌的事情，为了保证胎儿的健康发育，通常我们都是拒绝一切药物，选择硬抗，直到自愈，但这中间的过程会让孕妇的身心都饱受折磨。

通过医生的讲解，我了解到其实有些药物是可以在孕期服用的，只要在一定的安全剂量范围内，就不会对胎儿造成任何影响。如果孕期有可以对症的对胎儿无副作用的药物缓解病情，那为了我自己的身体健康，我会选择服用。我曾经听闻有准妈妈讲述自己在孕期辛苦抗病，为了宝宝着想拒绝一切药物干预，即使有明确的禁忌说明告知对孕妇无害，她们也不敢服用。这种奉献精神让我佩服，但我不敢苟同。这种感动了自己，却没有意义的硬抗难道不会让准妈妈在孕期压力倍增，白白忍受痛苦而最终忘记了享受孕期这件事吗？

止吐药很快起了作用，半小时不到我就不再有呕吐感了。伴随着头晕头痛感觉的逐渐减弱，我终于觉得自己的精气神慢慢回来了。医生给我做完检查，告诉我这次头痛发作应该是跟往常一样病因无从考证，只是因为孕期抵抗力太低，孕前无关痛痒的小病在孕期都会被放大，所以我这次头痛的反应才如此强烈。接下来的几个月里如果我的头疼病卷土重来，那就按照医嘱，服用那两种药就可以了。

除了头疼本身，我们更担心的是宝宝的发育。虽然这几天在家里我们一直都有用胎心仪检测胎心，而急诊室的医生也再一次确认胎心正常，但我和杰瑞心里还是不踏实，要求去妇产科做一次 B 超。只有亲眼在屏幕上看到小家伙安然无恙，我们才能放心。

B 超结果与急诊室的结果无异，花生小朋友此时正在妈妈的肚子里，像什么都没发生过一样酣睡，她已经发育到 13 周零 6 天。B 超的医生安慰我们，胎儿并没有我们想象的那么脆弱，尤其是头三个月过后。他们比我们以为的更聪明、更勇敢，也更有生命力。我们要对我们的宝宝有信心，相信他们对自己扎根于妈妈体内的爱恋非常浓烈，相信他们对自己蓬勃生命力的信念非常坚定，更相信他们对自己有一天可以破土而出的渴望非常强烈。

从医院离开时，我已经差不多恢复到了生龙活虎的状态。一切正常，一切平安。

太阳已经完全升起，早高峰来了。拥堵的马路，行色匆匆赶去上班的行人，所有这些忙碌的片段都让我觉得我此刻的生活充满了活力。我们在车里听着歌，在朝阳的映射里，随汽车淹没于人群中，慢悠悠地向家驶去。

宝宝，妈妈没事了，咱们回家了。

15—16 周
妊娠纹的突袭

第二次产检门诊咨询：体重、血压、产科检查、孕期咨询

化验项目：尿糖、尿蛋白、尿酮体、多普勒听胎心

体重：65kg

　　怀孕之前，对于孕期身体产生的生理性变化，我唯一知道的就是妊娠纹。我想大部分准妈妈跟我一样，在讲到怀孕带给孕妇体表上的痕迹时，脑海中首先会想到的也便是妊娠纹了。妊娠纹是一种生长在孕妇皮肤上的膨胀纹，是由于皮肤过度牵拉和孕期荷尔蒙水平的变化造成的。所以在怀孕一开始，我就在网上做了大量的关于预防妊娠纹的功课，包括妊娠纹形成的原因，自身的体重控制和妊娠纹霜的选择等。为了防患于未然，我甚至从怀孕第二个月开始就天天抹妊娠纹霜，再加上我妈告诉我她当年怀我时没长过妊娠纹，天真的我因此断定，我绝对不会长这东西。

　　谁知道在第16周的时候，我突然发现，我好像开始长妊娠纹了。

因为怀孕前体型很瘦，再加上我以前是怎么吃都不会胖的体质，所以从孕期第 13 周胃口变好以后，我在饮食上没有任何的节制，想吃什么就吃什么，爱吃什么就点什么。除了怀孕期间明令禁止的生食和酒精，我没有其他忌口。平时家里阿姨做饭，常规都是一荤两素加一汤，而如果我妈或杰瑞在家，那家里的饭菜就会更丰盛。从我妈中式的酸汤肥牛、油爆虾，再到杰瑞各种西式的烩饭、意面、牛扒，家有这两位大厨坐镇，我根本就抵挡不住诱惑，控制不住馋嘴，于是在第 16 周时我的体重就已经比怀孕初期增加了近 10 斤。第一次产检时医生对我控制体重的嘱咐，早被我忘了个一干二净。因为本身体重基数小，当时的我对这短短一个月增加的 10 斤体重毫不在意，心里想着反正时间还早，趁着孕中期反应小，让我好好地享受吧。

直到有一天洗完澡照镜子时，我突然发现臀部两侧有了几道暗红色的细纹。

刚开始我根本没有这个意识，以为是屁股哪里蹭到或者压到了，再使劲儿拿手指头搓了两下，并且发现两边都有且对称后，我突然反应过来了。

我长妊娠纹了。

在怀孕的第四个月，我竟然长了妊娠纹。

这对于当时的我无疑是晴天霹雳，一下子把站在镜子面前的我从天灵盖劈到了脚底。我心里顿时有点慌，之前在网上看过的妊娠纹花肚皮的一幅幅照片在我的脑海里闪现，想着想着我就忍不住开始号啕大哭。

我的这番动静把在卧室的杰瑞吓了一跳，他跑过来问我怎么了，在得知我长了妊娠纹这件事后，杰瑞先是沉默了几秒，然后呆呆地望着我，问道：

"那怎么办呢？"

这个回应也确实在情理之中，没有任何一个男人可以体会到女性在怀孕时经历的身心变化，他们对妊娠纹这种东西更是一知半解。

在心情恢复了平静后，我开始反思为什么妊娠纹如此早早地就出现在我的身上，最终得出的结论就是，只能怪我没管住嘴，没迈开腿。饮食上的放纵让我的体重增长得实在太快，臀围的变宽冲破了我的皮肤本来可接受的负荷。我从小到大都是瘦子，突然一下子这么多肉长在身上，自然是哪哪都不适应了。

那一周的产检，在得知我已经开始长妊娠纹后，医生也非常惊讶地说："这么早？"在仔细地问过我的日常饮食之后，医生摇着头跟我说："你这么吃是绝对不行的，现在才是怀孕的前期，你的体重已经增长了这么多，等到了后期，体重天天都在涨，喝水都会增重，到那时候你怎么办？你这么漂亮，能接受自己到时候变成一个大胖子吗？"

医生的这句话直接戳中了我的灵魂深处，对于相当爱美，甚至每次产检都会化妆的我来说，胖子是绝对不能跟我挂钩的，我绝不可能忍受自己在任何状态下变成一个胖子。

下定决心，立刻改变！

饮食上的收敛是必须的，戒掉夜宵，少食多餐，甜食和油炸食品更是要少吃，最主要的就是多吃家里的饭菜，少吃餐厅的外卖与堂食，因为孕期的每一口火锅串串汉堡包，都会比以往更能转化为脂肪，堆积在孕妇的身上。其实在怀孕前我从不吃夜宵，也不爱吃甜食，我的饮食习惯一直还算健康，但自从怀了孕，我的口味好像就变了，之前不感兴趣的总想尝尝，那些曾经接受不了的重口味我看着也开始犯馋。现在想想，我觉得那时候的我不一定是真的变了口味，而是来自孕期心理上的有恃无恐，总觉得怀了孕，吃的方面总要跟以前不一样，不然就是对自己的亏欠，这种不健康的心理最终导致我在饮食上逐渐堕落，最终自食其果，只能在内心流下悔恨的泪水。

我在网上曾听其他准妈妈分享自己的孕期饮食，她们有时会说，"怀孕时吃饭是一个人为两个人吃，所以营养要上够，饭量要增多。"这个说法虽然对，但也不全对。

孕期的准妈妈确实比以往更容易有饥饿感，因为孕妇的身体要满足自己和胎儿两者的营养需求，而且母体会自动将最好的营养先提供给宝宝，所以孕妇是需要比以往有更多的营养补给的。但是营养补给不等于大吃大喝，而是需要精且细。比如蔬菜里的各种维生素含量丰富，准妈妈可以随时吃到饱，但是各种奶茶汽水，油炸、腌制、加工类食品，除了糖分和油脂，不会给胎儿提供任何有益的物质，这些食品偶尔嘴馋可以小吃，但绝不能天天吃。如果总是有饥饿感，就一定要分开时段进食，早午晚三餐间可以加小食，小食不等于零食，而是酸奶、水果，或者苏打饼干类低脂食品。

关于孕期到底能否吃辣和生冷，我自己的看法是，因孕妇的体质而异，至少在我自己身上，没有发现它们对胎儿的发育有什么影响。医生常说的孕期忌辣忌冷，不是因为怕这两类食物伤到宝宝，而是怕刺激到准妈妈自己的肠胃，引发腹泻、肠胃炎等其他肠道疾病，给孕妇的身体造成负担。我们的宝宝不会因为妈妈的一碗酸辣粉就在羊水里被呛得脸红心跳快，也不会因为一根冰棍儿就变得体寒多病，只要准妈妈了解自己的体质，有节制，那我觉得偶尔的一次小放肆也无伤大雅。

但有一点一定要注意的是，冷冻柜里的冰棍儿可以吃，但是餐厅里冷饮机打出来的甜筒最好不要吃，因为冷饮机本身温度不够低，而且不经常被清理，里面存储的冰激凌有含李斯特菌的风险。李斯特菌是孕期准妈妈一定要注意防范的一类细菌，它是一种在有氧和无氧环境中都能生存的细菌，除非在 70 摄氏度以上持续两分钟的高温中被杀死，否则它可以在任何环境下繁殖，甚至是零下 20 摄氏度的冷冻柜里。日常绝大多数食品中都能找到它的影子，肉类、蛋类、禽类、海产品、乳制品等，如果没有经过仔细清洗和高温烹饪，那任何食材都有传染此类细菌的风险，这就是为什么孕妇被要求孕期不能食用生食的原因，虽然感染的概率很低，但是一旦感染，就有很大可能会失去宝宝。作为一个日料迷，生食重度爱好者，我从怀孕的第一天起，就再没吃过一口生鱼片和七分熟以下的牛排，为了宝宝的健康，这些克制都是值得的。

除了体重控制，我对妊娠纹霜的使用也更加频繁了，之前是每晚洗澡后涂抹肚子、胸部、臀部和大腿根，现在是早晚分别各抹一次。抹得厚厚的，然后疯狂按摩，只盼望皮肤能每时每刻保持水润，减少妊娠纹的增长。我心里明白，对于已经长出的纹路，无论孕期再使用什么药膏都不可能消除了，我唯一能做的就是尽量减缓已经长出来的妊娠纹逐渐增大的速度。

这一切的原因，只能怪自己没能控制好体重，没有管住嘴馋，但从另外一个角度想，早早出现的妊娠纹也给了我一个警示，告诉我必须立即改变饮食，否则等到孕后期再去减重，就已经不可能了。

我曾在网上看到许多女性向别人讲述自己怀孕期间夸张增重的案例，30斤算少，50斤正常，甚至还有的长了100多斤。造成这般后果的原因有很多，大多与孕妇的身体素质和自身激素水平有关，然而还有一部分原因是其怀孕期间的放纵饮食。实话讲我对后者实在无法认同。一时嘴馋多吃几口可以理解，但是孕期这种肆无忌惮的极端放纵，是对自己身体的放弃，更是对胎儿的不负责任。有些女性抱怨生育使自己年轻不再，身材走形。万事皆有因果，若是因为自己管不住嘴巴，控制不住贪嘴，造成妊娠纹遍布，体重大幅度上升，生产时由于胎儿过大而辛苦，又在产后无法恢复身材，那这一切后果都是准妈妈自己的选择，而不要以怀孕做借口，更有甚者将怨气归结到宝宝身上。既为人母，就要有为自己和孩子负责的克制之心。

妊娠纹已经出现，我只能接受，同时也做好了身体其他部位也会出现这些纹路的心理准备。对于每一个爱美的准妈妈，长妊娠纹都是一件让人伤心的事情。但在伤心之余，我也安慰自己，不必过分在意这些。宝宝的到来已是我的幸事，如果还要伴随着一些此生都会镌刻在我身上的印记，我也坦然接受。如果我臀部的妊娠纹越长越多，如果我的肚子上或者胸部在接下来的几个月里也出现了纹路，我只能遗憾自己没那么幸运，但也不会因此过度难过，更不会在以后穿比基尼时因为露出了妊娠纹而羞于见人。这只不过是每一个女性在成为母亲时都有可能逃不过的经历，虽然它的样子不好看，但它见证了一位母亲生育的艰辛与伟大。

而对于妊娠纹，杰瑞的态度比我更为坦然，他知道这是当妈妈必经之路上的一枚印章，有了也没什么大不了的。我觉得每一位成熟且对于新生命的降生都有正确认识的男性，都会对妻子的妊娠纹有端正的理解，他们不会因此觉得妻子美丽不再，而是明白这些都是孕育生命的印记。

为了让读者朋友能对孕期妊娠纹的出现与增长有更多了解，此刻的我现身说法，花生小朋友如今已15个月，我在产后通过合理节食和健身，身材已恢复到了孕前水平。由于从孕期17周以后我在饮食结构和生活习惯上做出了改变，尤其是糖筛过后的控糖和快走，我的体重一直控制在相对合理的范围内，而我臀部的妊娠纹在接下来的几个月里也只扩增了一小块，其他部位也没有再长。更为神奇的是，在产后的半年里，我的妊娠纹也在慢慢变淡，现在肉眼几乎已经看不见了。

我是幸运的，但我的幸运也源于自己的努力。

希望每一位准妈妈都能像我一样收获这份幸运。

17周
肋软骨炎的
折磨

　　杰瑞从这周又开始了频繁的出差，他的工作实在太忙了，就算是为了照顾我尽可能地安排好时间，他也拒绝不了一些他不得不出面的工作场合。杰瑞一走，我就又搬回了我爸妈家小住，这本来是一段悠然自得的日子，却被两个小插曲打破。

　　第一件事，是我爸妈家的小狗突然得了人兽共患的皮癣。

　　我在加拿大生活的时候养了一只小贵宾，他是我朋友的狗狗生下来的，一窝五只里，作为老大的它长得个头最大，生下来才五天，脑袋就快跟它的小兄弟们的身子一样长了。当时我站在这一团团奶白色的小肉球旁边，一眼就看中了这个虎头虎脑的小家伙，当即决定要带走它。于是在出生的第16天，这只小贵宾被我带回了家，起名为Lambo，大名刘兰博。

　　Lambo从此开始了在我们家有吃有喝快乐无边的幸福生活，他见证了我在加拿大的每一步成长，目睹了我的每一次喜怒哀乐。大学考试前的通宵复习，它会在深夜的灯下趴在我的脚边熟睡；大学毕业典礼的当天它被我牵着去了学校的山上替我兴奋地狂奔了三公里；工作后每天下班回家时总能看见它趴在窗边望眼欲穿地等着我的车出现在街角；每个周末它的身影也都会跟我一同出现在各个宠物公园，在海边、草坪上或者树林里肆意玩耍；而我每次感情失意后流下的泪水，也都会打湿缩在我怀里的它的小脑瓜。

这样相互陪伴的日子，一过就是十年。我们从加拿大搬回北京的时候，我联系了宠物转运公司，带着 Lambo 一路奔波，从温哥华到香港，再辗转到深圳，最终回到北京。北京的环境跟加拿大相差甚大，干燥的气候，刺骨的寒风，夏日的高温，一开始都让 Lambo 有点不习惯，再加上北京市区没有可以供狗狗脱下牵引绳肆意奔跑的宠物公园，这巨大的生活改变一直让我对这个小家伙心有愧疚。

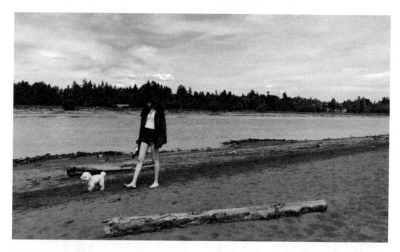

© 2018 年摄于温哥华。

Lambo 回国前最后一次在它最喜欢的狗公园里玩耍（一）

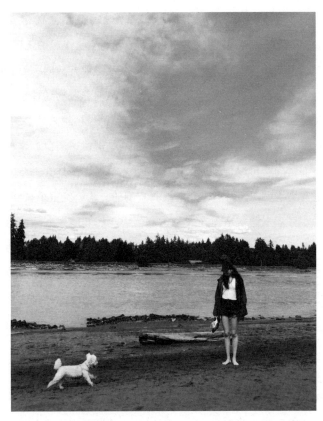

© 2018 年摄于温哥华。

　Lambo 回国前最后一次在它最喜欢的狗公园里玩耍（二）

而从我检查出怀孕的那一刻起，就决定要像往常一样，让Lambo 陪伴在我身边，并在未来也成为我的宝宝成长的见证者。

关于孕期养宠物这件事，我们全家都持很开放的态度。因为现在很多人已经可以从科学的角度去看待孕期养宠物这件事，宠物对胎儿的发育会造成影响的这种老生常谈，已经被越来越多的人摒弃。通常人们所说的宠物身上的细菌，就是弓形体感染菌，这种人兽共患的细菌确实可以传染胎儿，造成胎儿畸形，但是其主要的形成原因是宠物吃生肉，而现代人们喂养宠物的方式已经很少见到生肉了。其次，弓形虫通常出现在宠物的粪便中，而其能在人体内感染的途径为人的肠胃，这表示只要自己的宠物定期做弓形虫和细菌感染的检测，减少接触宠物粪便的机会，饭前勤洗手，那么人体被宠物感染弓形虫的可能性就微乎其微。孕妇在怀孕期间本来就格外注意卫生，在面对宠物时更是会小心，那么宠物对孕妇和胎儿的影响就已经不再像以前一样被无限放大了。

但是为了安全起见，我爸妈还是早早就带 Lambo 去做了弓形虫检测，再加上平时按时洗澡剪毛，注射狂犬病疫苗和除虫，在多重保证下，我怀孕后与 Lambo 的相处日常并没有与从前不同。我喜欢让它趴在我的腿上，小脑袋枕在我隆起的肚子上，让它听里面胎心跳动的声音，告诉它这里即将有一个小生命出世，未来将成为它的玩伴，与它一起成长。

这本来是一个可以持续下去的温馨画面，直到有一天，我们发现它总是去舔自己的腿和背部，并长时间地去搔一个地方。我妈扒开它的毛仔细一看，发现它的身上长出了几块圆形的红癣。我们知道大事不妙，赶快带去宠物医院，在经过各种切片的观察和诊断后，医生告诉我们，Lambo 的皮肤不知道为何被真菌感染了，更要命的是，这种真菌可以传染给人。

接下来的日子对于 Lambo 来说就很难熬了，为了每一个家庭成员的健康，它被隔离在阳台一个两米见方的笼子里，除了下楼大小便，其他时间它都只能自己待在小空间里。我们怕它在家里走来走去，把真菌沾到家具上，也怕它出去方便时到处蹭，传染给其他小狗，所以只能处处限制它。家里每天都用消毒水做一遍扫除，开窗通风，时刻保持清洁。

那几天的 Lambo 就如霜打的茄子，每天趴在笼子里，垂着小脑袋看我们在房间里走来走去。我妈每天给它上药，我爸把它不爱吃的小药丸塞到鸡肉里喂给它，而我只能远远地站在笼子前，不能碰它，只能跟它说说话。我不知道它是否明白自己生了病，是否知道全家人都远离它的原因，我只能一遍遍地重复着对它说："等你好了，妈妈再抱你，带你出去玩。"

就算是在这样的境地里，我也从来没有想过要送 Lambo 离开我们家，包括我爸妈，一刻也没有这样考虑过。Lambo 是我们的家庭成员，是我们一家四口中最小、最调皮、最爱撒娇的一位，我们不会因为新的家庭成员的到来，就抛弃原有的成员，如果它生病，我们就尽力医治，怎么可能会抛弃它。我能理解有些准妈妈实在无法保证卫生安全，把宠物暂时安顿在信任的人家里，等产后再把它们接回家，但我实在不能认同那些因为怀孕，就直接把宠物丢弃在外面的行为。生命本无贵贱之分，但被人定义了轻重之别。爱子心切，人之常情，却因这份爱去践踏和碾碎另一个生命，这听起来就让人觉得可悲又可气。

Lambo 的病情前前后后反复了半个月，最终痊愈并又恢复了往日活蹦乱跳的神采。谢谢曾经的它陪伴我度过了那么多年的岁月，我同样期待未来的它也可以伴随花生左右，像哥哥一样见证我的女儿成长的每一个脚步。十几岁的狗狗虽然已迈入暮年，但我还是希望它能永远像小时候一样，把全部的精力和激情都投入它的家人身上，也给花生的童年增添一抹浓烈而难忘色彩。

第二件事，是我再一次被送进了急诊。

第 17 周的一天，我早上醒来，突然觉得自己的心脏隐隐作痛，好像有东西在里面搅。一开始我并没当回事，毕竟很多人应该都有过心脏突然针扎似的疼一下的经历，而且我之前在心脏方面没有任何病史。这段隐隐约约的疼痛大概持续了一个小时，中间断断续续，每次痛感都在 5 秒钟左右。等痛感消退后，我就把这件事忘了个干净，心想可能是昨晚睡觉左侧卧压得心脏有点难受了吧。

到了晚上睡前的时候，我的心脏又疼了起来，症状跟早上一样。这种疼虽然持续时间久，却并没有疼到影响我的正常活动。我依旧毫不在意，在床上翻了几个身，慢慢就伴随着微弱的疼痛睡着了。

然而到了第二天早上，我睁眼一起身，突然意识到我心脏的位置竟然还在疼，而且痛感明显比前一天加强了，这个时候的我才意识到问题可能比我想象的严重。我赶紧在医院妇产科为我建的孕妇服务群里发微信，询问医生我这是又有了什么新的病症。没过一会儿，我收到了医生的回复：

"侧卧心脏不会压痛，孕期也不会生理性疼痛，你需要看内科主动脉夹层，这个是孕期容易忽略的合并症。"

主动脉夹层，又是一个没听过的新名词。我打开手机，开始查询有关主动脉夹层的信息，不查不知道，一查吓了我一跳。

主动脉夹层是一种严重的心血管急症，表现症状为心脏突发刀割撕裂样的疼痛感，并随之累及肾脏、消化道等全身多个器官。这种疾病死亡率高，非常凶险，一旦引发动脉夹层破裂，死亡率将是100%。而妊娠合并主动脉夹层更为罕见和危重，因为在妊娠期为了满足胎儿发育的需要，孕妇体内的血容量和每搏输出量会激增，引发高血压，这也是孕期主动脉夹层的重要诱发因素。如果不及时手术治疗，孕妇的死亡率会以每小时 1% ～ 3% 的速度递增，一周内死亡率接近 75%。

了解完这些知识，我吓得魂丢了一半。我向医生解释自己并没有心脏方面的疾病史，也没有过高血压的情况，这种疾病发生在我身上的可能性几乎为零。

忐忑不安地等待了几分钟，医生又回复我说：

"如果是内科问题必须赶快处理，不然会影响大人的安危，如果不是内科的问题通常是肋软骨炎，不会影响孩子。这个病心电图是查不出来的。北京市去年今年都有孕产妇主动脉夹层发生的案例，所以要重视，产检是查不出来的，通常有症状以后会转诊到内科确诊。夹层的症状就是疼痛，但确诊不能单纯靠症状，需要影像学检查支持。你尽快来医院查一下。"

看完这个回复，我是一刻也不敢等了，赶紧叫上我妈直奔医院。

又是同上次一样的流程，先核酸，再等医生来看诊。前台的护士一听我是孕期加疑似主动脉夹层，赶紧先量我的血压心率，然后跑出去找医生。我躺在床上，看着他们忙忙碌碌的身影，心想，我不会这么倒霉吧，这要是真的，宝宝怎么办，我会不会要面临保大还是保小的抉择啊！"伟大母亲为保孩子降生与致命孕期合并症抗争"，我可不想被起一个这样的标题上新闻啊。

没一会儿，急诊的医生进来了，了解了我的情况，跟我一阵沟通过后，医生很淡定地跟我说："你这不是主动脉夹层，你差得远着呢，主动脉夹层是心脏剧烈疼痛，急性发作让你疼得翻来覆去的那种。你这应该是肋软骨炎，没什么大问题。"

嗨，虚惊一场。

我就说嘛，哪能就这么巧，百万分之一的概率，怎么能让我撞上。

肋软骨炎这种病就很常见了，我以前也得过，这是一种主要表现为疼痛伴肿胀的自限性疾病，病因通常不明确，可能是病毒感染，关节韧带劳损，抑或是内分泌或免疫系统失调引起的肋软骨发炎。25—35岁的成年人为多发群体。不过肋软骨炎通常不需要过多干预，疼几天就会自愈，偶尔严重的需要消炎药或止疼药缓解疼痛，极个别病例才需要手术。像我这种孕期肋软骨炎发作的情况，应该又是跟内分泌和免疫系统有关系。

为了稳妥起见，医生还是安排我做了一个心脏彩超，确认我的心脏没有问题。给我做彩超的医生是一个看起来特别慈祥的奶奶，讲话沉稳，检查的手法也特别温柔。她当时一边看着屏幕一边问我：

"为什么来呀？"

"我心脏疼，害怕是主动脉夹层，所以来看看。"

"你这不是，没什么问题，估计过几天就好了。"

我以为检查要结束了，她突然转头问我：

"你家里人抽烟吧？"

我爸从不抽烟，杰瑞偶尔抽，但从来不在我的面前抽。就算是在家里想要抽烟，他也会去室外抽完再回房间。我怀孕以后曾经跟杰瑞提过戒烟的事，但由于他本来工作压力就大，有时实在是需要一根烟来缓解烦闷，再加上他抽烟频率不高，几天才会抽一包，经过我们的协商，我同意了他偶尔抽一根，并接受了他不会把二手烟带到家里来的保证。

我自认为我们已经做好了严密的防守，我从来都没有被二手烟影响过，所以当医生突然问到我这个问题时，我当即愣住。

"嗯……我老公抽，但很少，而且从来不在我面前抽，我没闻到过烟味啊。"

"你的肺部有一层很浅的阴影，不到那种吸二手烟的程度，但是雾蒙蒙的。二手烟不是闻到才算，你老公吸烟，就算洗过手，刷过牙，他的身上、衣服上、家具上，都还遗留着烟味，这些都算二手烟。你以后要多注意。"

听医生说完，我心里顿时有点难过，说不清是委屈还是恼火。

从彩超室出来，我先给杰瑞打了一个电话。电话里我把医生的话复述给他，问他有何感想。他在那头先是沉默了几秒，然后突然有点气急败坏地问我，是不是在指责他。我知道这是他表达愧疚的惯用方式，像个小朋友，拒不认错，用愤怒的语气来掩盖他的心虚，其实此刻他的心里也是抱歉到了极点的。我告诉他，指责没有意义，只是希望以后他能注意一些，为了宝宝，更为了他自己。

杰瑞在电话那头的气焰顿时灭了大半。他支支吾吾地说，以后会更加注意，进门先洗手换衣，保证我们的每一次拥抱都带着清新的气息。

夫妻间相处，最忌讳以自己的想法强加于对方，强迫对方事事顺着自己。我知道有很多准爸爸在妻子怀孕期间成功戒烟的案例，我佩服他们的坚持和定力，但我也明白，这对于杰瑞来说，实在是困难重重。每个人都有排解愁闷的方式，抽烟是杰瑞不可避免的一个选择，更何况他的工作环境里，抽烟的人实在太多，这些干扰因素都会是他戒烟路上坚不可摧的绊脚石。

所以，看在他本身抽烟频率就不高的份上，我放过了他，只要求他按时体检。我们的朋友说我太惯着他，可是夫妻两个人，本来不就是这件事你惯惯我，那件事我惯惯你吗？

回家后的第二天，我的心脏就不再疼了，肋软骨炎的插曲就此落下了帷幕，我的躺平生活继续。

每天晚上在跟杰瑞的通话里，我都会跟他更新当天肚子里的宝宝有什么新鲜事。第一次胎动马上就要到来了，我们兴奋地等待着，在每一声晚安里道出对第二天的期盼。

18—20 周
胎动逐渐频繁

我在第 18 周的一天下午，终于第一次感受到了花生小朋友的胎动！

通常，胎儿的第一次胎动会出现在 17 周前后，宝宝在肚子里第一次向爸爸妈妈发出了可以交流的信号，这对于所有准爸爸准妈妈来说，都是一件让人欢喜雀跃的事情。我从第 16 周开始，就一直期待着这一刻，心里无数次幻想着肚子里的小家伙第一次拼尽全力，伸开手脚，在我的肚皮上留下咚咚两拳的模样。

盼星星、盼月亮，终于盼到了这一天。我睡完午觉，起身在房间里溜达，还没走几步，突然感到肚子里有个东西，好像轻轻蹦了一下。一开始的我对此并没有反应，因为这一下实在是太轻了，轻到我以为只是我的肚子在像往常一样咕噜，然而还没过几秒，我的肚子里又有了几下像刚才那样轻微的颤动。

这下我明白了，这是花生小朋友在跟我打招呼呢！

激动的心情溢于言表，我马上拿起手机拨通杰瑞的电话，兴高采烈地告诉他，我感到胎动啦。电话那头的杰瑞心情同我一样，声音立刻高了八度，他问我那是一种什么样的感觉。

这该怎么形容呢？就像是久旱后的一场甘霖，又或是阴霾中的一缕阳光，生命的乐章在此刻被隆重奏响，最重要的是，这场演奏中再也不只有我和杰瑞，我们的宝宝已经开始挥舞双手，成为我们最忠实的观众。

接下来的几天，我感受到的胎动愈加频繁，也越来越有规律，有时是运动过后坐下来休息时，有时是刚吃过饭站起身时。我甚至开始感受到宝宝在打嗝了，非常有节奏的一顿一顿，短的持续四五秒，最长时有 20 秒之久。我把手放在肚子上，感受着肚皮轻微的一起一伏，觉得自己的心都要融化了。

时间过得多快啊，孕期要过半了，我们距离与宝宝见面的日子也一天天临近了。我和杰瑞开始经常讨论起为人父母的话题，言语中除了透露出我们对孩子的一些期许，更多的是我们成为父母后要学习和成长的方向。我开始阅读一些关于教育和育儿的书籍，了解孩子在婴幼儿时好的习惯和性格的养成方式，还有父母在同孩子沟通时应学习和牢记的知识。在我看的那些书中，记忆最深刻的，唯有纪伯伦的那首散文诗——《孩子》。

你的孩子，其实不是你的孩子，

他们是生命对于自身渴望而诞生的孩子。

他们借助你来到这世界，

却非因你而来，

他们在你身旁，却并不属于你。

你可以给予他们的是你的爱，

却不是你的想法，

因为他们有自己的思想。

你可以庇护的是他们的身体，

却不是他们的灵魂，

因为他们的灵魂属于明天，

属于你做梦也无法到达的明天。

你可以拼尽全力，变得像他们一样，

却不要让他们变得和你一样，

因为生命不会后退，也不在过去停留。

你是弓，儿女是从你那里射出的箭。

弓箭手望着未来之路上的箭靶，

他用尽力气将你拉开，

使他的箭射得又快又远。

怀着快乐的心情，

在弓箭手的手中弯曲吧，

因为他爱一路飞翔的箭，

也爱无比稳定的弓。

我曾经沉浸在这首诗里久久不能释怀，哪怕是睡前关上灯躺在床上时，脑海里也还在回想着那些诗句。我们的孩子不属于我们，而是一个个独立的生命个体。他们有自己的灵魂、思想、志向，终将有一天会去远航，作为父母的我们，唯一能做的就是用爱为他们护航。无论他们要驶向何处，又无论要去面对怎样的风浪，只要他们自己喜欢，我们就无权去干预和阻挠。而等到了某一天，我们的生命走向终结时，便是他们代替我们见证新的历史，开辟新的航线之时。

我亲爱的花生宝贝，我自认为我会是一个开明又快乐的妈妈，而你的爸爸也更是远比妈妈要潇洒豁达，我们愿与你一起成长，共同分享。这个家庭中不只有你将是学生，我们的父母之课其实会更繁杂。

现在，妈妈把手机贴到肚皮上，你听到电话那头爸爸对你说的晚安了吗，让我们一起好梦，期待明天吧。

21 周

小裙子？小裤子？

第三次产检门诊咨询：体重、血压、产科检查、孕期咨询

化验项目：尿糖、尿蛋白、尿酮体

彩超项目：B超胎儿畸形筛查

体重：67.5kg

第21周到来了，我迎来孕期又一个重要检查，大排畸。21 周左右的宝宝，通常各个器官都已经发育完善了，此时的大排畸检查，主要查看胎儿在子宫内的发育情况是否与孕周匹配，胎儿的头脑、四肢、内脏是否发育健全，排除一部分先天性疾病。大排畸检查对于所有的准妈妈和宝宝们都非常重要，因为它可以大大降低畸形儿的降生率。大排畸的检查方式有两种，三维和四维。三维即普通的彩超，而现在日趋流行的四维彩超，图像更清晰，有更好的直观性，准爸爸妈妈们可以直接从屏幕上看到胎儿的五官甚至表情。

因为我所在的医院只提供普通的三维大排畸，如果要做四维彩

超，则需要另找其他医院预约，我和杰瑞经过商量后，决定只做三维，把惊喜留在最后，就不先去一探宝宝长相的究竟了。于是在第21周的最后一天，我们按时去到医院，准备接受大排畸的审阅。

整个孕期里我经历的10个月的产检并不是次次都会做B超查看胎儿，除了几次重要的排畸检查外，剩下的产检都只做一般的产科检查与咨询。因此，每次只要到可以做B超的产检周数，我和杰瑞就变得特别激动，因为我们又可以从屏幕上直观地看到宝宝了。

而第21周的大排畸检查，我和杰瑞更是期待已久。他为了能赶上这次产检，在外地紧赶慢赶地结束了工作，飞回北京。我则在家做了详细周密的准备工作，查阅了相关B超图片的各种资料。

这一切的原因，不单是因为我们终于可以看到发育完全的宝宝了，还意味着我们可以通过胎儿的性器官来识别宝宝的性别了。

对于男孩女孩的问题，我和杰瑞从来都没有过偏颇的期待，我们两家的父母也同样如此。在我们这个家庭里降生的第三代，无论性别、相貌、性格怎样，只要这个孩子善良、勇敢，ta永远都会是所有人心尖上最亮的明珠。

但从心底最柔软的地方出发，我本人还是对女儿有着一丝丝偏待的。我曾无数次幻想自己与女儿手牵手走在路上，看着那个穿着漂亮裙子的小身影在我面前蹦蹦跳跳的景象，也常期待一个胖乎乎软糯糯，扎着小辫子的小团子窝在我的怀里用小奶音喊妈妈的场景。如果我的第一个孩子能是一个女孩儿，我会把我所有的爱与温柔都捧到她的眼前。

在我怀孕第 16 周左右的时候，我曾经做了一个梦，梦见我在树林里闲逛，突然看见一条小白蛇出现在我的脚下。我对那条小白蛇说："你怎么在这儿，快走吧，别让别人看到你。"它盯着我看了一会儿，就扭头吐着信子爬走了。当时我妈听说后，去网上各种查询，最后告诉我这代表我怀的是一个男孩儿，但我对此一直持怀疑态度。

此时的我终于躺在了大排畸检查的床上。

给我做检查的是一位看起来 40 多岁，很喜欢与人聊天的医生。她告诉我这次检查会持续半小时至一小时，具体时间还要看胎儿的配合度和体位因素。如果胎儿此时心情不错，状态活跃，配合度高，可以翻来覆去让医生看到各个角度，那么检查所需的时间就会相对少。但如果正赶上宝宝心情不好不爱活动，甚至在睡觉，那么检查的时间就只能被无限延长。我想起以前在网上看过有孕妇在做 B 超时，医生拿着一个不锈钢大脸盆，站在孕妇的肚子旁边使劲儿地敲，那应该是在叫醒肚子里的胎儿。

安静的几秒钟过去了，医生拿着探头在我的肚子上划了好几圈后，突然问我：

"看不清啊，你的肚子里全是气，你中午吃的什么呀。"

医生的问话让我有点蒙圈，我的脑海顿时闪过了中午刚刚吃过的一大碗拉面。

"没吃什么呀，吃了点面。"

"你的胃肠里有胀气，现在 B 超看雾蒙蒙的，实在看不清啊。"

就这样，刚躺下没几分钟，我就被医生请出了 B 超室。我需要运动，去走路，去爬楼梯，增加肠胃蠕动，把气体排出来。

出师不利。想不到我的大排畸第一步就被一碗面给绊倒了，看来以后做 B 超前，不能再吃太多产气的食物了，比如淀粉类和豆类制品。我开始在医院的走廊上徘徊，一边高抬腿一边迈大步。杰瑞坐在旁边的椅子上，一脸的幸灾乐祸，每隔一会儿，他就会问我一遍："怎么样了，放屁没呀，快点放屁呀。"

我冲他翻着白眼，在医院里来来回回地游荡了快半个小时，觉得应该消化得差不多了。回到 B 超室后，医生拿起探头看了一会儿，终于开口："嗯，这下可以了。"

开始了开始了，我的两眼紧盯屏幕。

屏幕上出现了灰蒙蒙的一团在我眼前动来动去，我依稀辨认出了胎儿的脑袋、身子和腿。我问医生："这是什么姿势，这是头吗？"

"这是肚子，你看里面有心脏在跳。"

"哦，对，哎呀好圆的肚子。"

"这不是肚子了，换了个姿势，我在看头顶。"

"这是腿吧，我看出来了。"

"对，是腿，哎哟这腿挺长的。"

"因为我和我老公都高，嘿嘿。"

我们和医生有一搭没一搭地聊着，听着医生讲："发育得很好，没有问题。"而关于宝宝性别的问题，我是一点都没找到可以聊天的机会。

我心中的一套打探宝宝性别的计划落空了，我几乎看不懂 B 超的检查画面。医生只是拿着探头在我的肚皮上来回划了几下，就已经观察完了胎儿的全身。我也不明白明明都是一个水平的方向，怎么就能从头到脚，从左到右的都看过了呢。更奇妙的是，宝宝在做检查的时候按照医生的引导，竟然还翻过几次身，做了很多动作。

　　就快要检查完的时候，医生突然对我说：

　　"再给你看一遍全身，这是头。"

　　"这是胳膊。"

　　"这是躯干。"

　　"这是屁股。"

　　就在移动到屁股的时候，我仔细地瞪大了双眼，似乎在画面中捕捉到了一丝痕迹，小小的两个圆圈，中间什么都没有。

　　我不确定自己的感觉对不对，或者这个判断的方法准不准，但作为一个母亲，我的直觉告诉我，我已得偿所愿。

　　我感觉在那一瞬间，我的心底突然就绽放出了一朵白色的小花，洁净无瑕地站在阳光下。我伸出一根手指轻轻碰了碰她的一片花瓣，她就慢慢地开始摇晃与我回应。

　　走出检查的房间，我神秘兮兮地凑近杰瑞的耳朵，告诉他我在检查时发现的小秘密。

　　杰瑞半信半疑地摇了摇头，对我的判断表示怀疑，他觉得宝宝的性别本来就是产检时的禁忌，孕妇怎么会这么容易就能看出胎儿的性别呢？

我告诉他，我心里有数，这是一个母亲的直觉，也是母子连心的感应。

大排畸的检查报告描述非常详尽，各种数值都精确到了毫米。

"胎儿测量值如下，双顶径：5.3cm，头围：19.6cm，腹围：16.9cm，股骨长：3.8cm。这些参数符合21周6天的超声胎龄，估计胎儿体重为472±69g。胎盘无前置迹象，脐带插入位于胎盘的中央部分。羊水在正常范围内，最大深度为4.6cm。胎儿颅骨形状正常，脉络丛清晰可见，侧脑室未扩张，中线结构未偏离。小脑和枕大池可见并显示正常。胎儿胸部的解剖结构在正常范围内。心率正常。胎儿腹部内容物不明显。胃泡、肾脏和膀胱都正常。腹壁完好无损。在超声设备分辨率范围内，脊柱从颈部到骶骨区域可见，没有神经管缺陷或其他异常的证据。可以看到胎儿四肢的活跃运动，也可以观察到胎儿的身体运动。有一条三血管索，插入部位正常。"

总结来说，一切正常。

因为大排畸顺利通过，接下来我与产检医生的对话就非常简单明了了。除了依旧不能松懈的体重管理，就没有其他问题了。

走出医院的下一秒，我立刻掏出手机给我爸妈打了电话，告诉了他们我内心的小九九，我可能要有一个女儿啦。我妈在电话那头笑着说这种事光靠直觉可不一定准。

虽然这只是我的猜测，我还是没能按捺住内心的喜悦，告诉了我的公公婆婆这个消息。他们给我打来电话，表示相信我的判断，恭喜我有了自己的小公主，并再三叮嘱我要照顾好自己。全家中最开心的莫过于我的小姑子，杰瑞正在上小学的妹妹，作为家里当下最小的小朋友，她很开心终于要有一个比她更小的小女孩儿出现，并跟她一起玩了。

全家人的喜悦都被我们接收到了，我的心里暖洋洋的。

我好像真的有了一个女儿。

但也正是因为这不太确定的女儿，那天晚上，我失眠了。

如果此时肚子里的 ta 真的是个小姑娘，那我的余生都将为她烦劳牵挂。因为男孩子的教育只需海阔天空，而女孩子的一生都需要被呵护。

我个人一直觉得，养育一个男孩子，父母需要更多的是宏观的指导和及时的放手。一个勇敢、聪明又阳光的男孩儿，从小的成长就不需要过多的关注。力所能及的家事他要自己做，想要完成的目标他要自己去努力，而跌倒了他也要自己爬起来。父母只需永远在他的身后，做无形的铠甲，给他去挑战一切的信心，和一旦受挫后，告诉他这没什么的鼓励。

所以如果我是一个男孩子的妈妈，我不会拘泥于孩子今天吃了几顿饭，抹了几次湿疹膏，看了几本书，上了几次厕所。我会把地毯撤走，每个房间的门打开，院子里种上小树，地上的坑里留下泥巴。去跑吧，去跳吧，去爬树，去打滚，受伤了也没关系，包扎好我们接着去玩耍。他的眼界将会从爸爸妈妈的身边开始，延伸为整个房子，扩展到整个街区，遍布到整个城市，最终变为整个世界。只要他一直勇敢、坚强、诚信、善良，作为妈妈的我就不会去干预他任何奔跑的方向。

但是一个女孩子的成长，要远比男孩儿复杂又细腻得多了。

当我的女儿从降生的那一刻起，我的心就会时时被她的每一步成长所牵动。婴童时的她大部分时间都会在小床上度过，亮晶晶的眼睛环顾四周，最终停留在身边的爸爸妈妈身上。因为还没有对身边的事物有完善的认知，这时的我们就是她完全的守护者，守护她喝好每一顿奶，换好每一次尿布，洗好每一次澡，安睡每一个夜晚。我会为她提供我力所能及的最好的一切，最好的生活用品，最好的食物，最好的生活环境，最好的照顾，给予她充分的安全感，让她在来到这个世上最初的一年中感受到最细致又全面的呵护。

一年以后，我的小公主要开始跑跑跳跳了，这时候作为妈妈的我，将要开始解锁一段疲惫且处处小心的陪伴之旅。她人生的第一步一定是迈得磕磕绊绊，我要站在她的身边弯下腰，伸出双手随时准备接住摔倒的她。她的辅食一定是丰富多样又色香俱全，我要每顿为她准备小动物造型的糕点，用核桃油做的饭菜，还有软糯的菜肉粥。她开口说的第一句话一定是爸爸或妈妈，我要天天唠唠叨叨地磨她的耳朵，用最温柔的声音把世间万物的名称传递给她。她的衣柜里一定塞满了各式各样漂亮的衣服，我要让她在夏天穿上她最喜欢的颜色的公主裙，在冬天套上她最满意的小外套，在公园里肆意奔跑。她的玩具一定塞满了她的小屋子，我会把带音乐盒的毛绒小熊放在她的枕头边每晚陪她入睡，而大娃娃和积木们则躺在床边的地毯上，等着她醒来后一一说声早安。她一定有因为不满意而大声叫嚷的时候，我要笑着望着她的眼睛，告诉她不是每一个要求爸爸妈妈都必须满足，比起想要却得不到的，我们更应该珍惜和爱护已经拥有的，然后问她要不要吃一块她最爱的小点心。她磕到头以后一定会撒娇地向我哭泣，我会假装毫不在意地让她别放在心上，然后轻轻地搂她在怀里，贴贴她粉嘟嘟的小脸蛋，告诉她妈妈永远都跟她在一起。

再然后，我的女儿走进了校园，有了自己的社交圈。女生间的小情绪，男孩里的小秘密，老师的一句评语，赛场的一次失利，都会是她敏感的烦恼。这时的我，已经不再是她世界的全部了，而是她最要好的朋友，最细心的老师，最忠实的观众。如果她的好朋友跟她吵架了，她觉得自己被孤立，我会告诉她只有在一起感到快乐的人，才是朋友，只要你自己可以像个小太阳一样温暖别人，闪闪发光，很快你就会吸引到新的朋友。如果她最喜欢的卡通人物是迪士尼里面的公主，我会告诉她公主与王子的故事本来就不够真实，女孩子如果遇到了困难只等着王子来解救，那她的人生会变得很辛苦，作为爸爸妈妈永远的小公主，请你像花木兰一样自己去开辟新的天地吧。如果有人说了不得体的话，做了让她感到不舒服的事，我会告诉她一定要第一时间大声地说不，并勇敢地告诉老师和爸爸妈妈。如果她喜欢的男孩儿跟别的女孩儿手牵手了，我会告诉她这没什么可伤心的，漂亮又可爱的男孩子满世界都是，如果这一个不跟你一起玩，那我们就等待下一个喜欢的男孩子出现。如果她因为胆怯而没有做到自己想做的事，我会给她一颗"勇气糖"，告诉她只要吃了这颗糖，你的心里就会突然有了很多勇气，现在就让我们练习一下，假装妈妈是你的朋友或老师，请你鼓起勇气，大声地说出之前不敢说的话吧。如果她在绘画比赛中没有拿到名次，我会告诉她只要参与就很棒，享受画画的过程吧，结果有时并没有那么重要，更何况也没有人可以永远拿到第一名。如果她考试成绩一直不那么理想，我会安慰她不要难过，更不要怀疑自己是不是没有别人聪明，思考一下学习的方法能否改善吧，又或许我们在其他方面有别人没有的闪光点。

再后来，我的女儿进入青春期，她的心事逐渐多了起来，又可能有了不想告诉我的小秘密，除了心理上的成长，生理上的变化也让她日渐成熟。此时的我，绝不能像电视剧中演的那样做一个双手持盾，对孩子的叛逆期严阵以待的妈妈。我要做她身旁的一个默不作声的随行者，必要时伸出胳膊牵住她的手，并告诉她前方的哪一条路或许最会让她欣喜。我会告诉她男性女性生理构造上的区别，让她在第一次来生理期时不会手足无措，而是冷静又有些欣喜地自己去用卫生巾。我会告诉她女性的发育因人而异，有早有晚，让她不会过度关注自己的身形因为发育而产生的变化，并在合适的时机学会自己挑选好看并舒适的内衣。我会告诉她当一个女孩儿心里止不住地想要靠近一个男孩儿时，那或许是喜欢，但不一定是爱情，让她随心与异性朋友们交往，一起学习、聊天、游玩，感受年少时最美好的友谊。我会在得知她终于确定了自己的心意，有了第一个男朋友时，告诉她去尽情享受这份最纯真的爱情，并懂得"发乎情止乎礼"的道理，让她明白青春期中的两性关系最是珍贵，但如果一旦到了那一刻必须要先保护自己。我会在她第一次失恋，用泪水和哀伤去诉说那段本来美好的回忆时，轻轻地抱住她，告诉她她没有错，她很棒，只是每一个人成长的路上都必须要经历别离，人生本就是靠这些迎来送往的经历而变得丰富又离奇，更何况妈妈在跟爸爸结婚前也因为许多次爱情的分离而哭泣过呢。

终于有一天，我的女儿成了亭亭玉立的大姑娘，她有了自己的人生目标，要去世界各地去闯一闯。或许那时的她已有爱人伴随左右，又或许一直在独身的世界里安然徜徉，此时的我将默默淡出她的人生舞台，只静静立在一侧，随时等待在她需要时，给她一个温暖的拥抱。社会的纷扰，人世的复杂，她要自己在旋涡中学会独善其身，勇往直前，如果她愿意，并且足够幸运，她甚至可能乘风破浪，声彻云霄。但是无论她最终以何种姿态来选择她的人生，我都已经无权去打扰，因为那时的她踏上的是属于她自己的旅途。

但此时，有一件会被每一个女孩子的妈妈一生牵挂的事，将在这段人生旅途中被激发，那就是教会我的女儿如何保护自己。父母的羽翼就算再宽广，也有遮盖不了的阴影，当那个一直被我们千辛万苦织补出的美好世界，终于被现实撕开一角时，我的女儿该如何承受和抵御呢。情感付出中的背叛者，夜晚归家路上的尾随者，职场交锋中的性骚扰，世事百态中的不平等，每一个都有可能会成为一把利刃，在我看不见的角落去伤害我的女儿，因为无论社会环境如何进步，女性由于生理构造而决定的弱势都客观存在。到了那时的我，除了会像所有女孩子的妈妈一样，拼尽全力去为她搏杀，我更希望我的女儿，能带着我从小教给她的坚强和勇敢，用自己的力量和智慧去化解危难。人在困难中成长，在危境中重生，我不苛求我的女儿一生无忧，只愿她次次能挺身相迎，全身而退。

最终，生命的轮回之门再一次打开，我的女儿可能会如今天的我一样，成为一个母亲。我无法想象到时的她会经历一个怎样的十月怀胎之旅，也不知道分娩那天她会迎来一个怎样的场面，成为母亲的她是否会像我一样多思多虑，一如她的母亲当年在知道自己怀的可能是个女儿后一夜未眠。

天呐，不要吧，让她永远做一个无忧无虑、潇洒豁达的小姑娘吧。

那晚的我，就这样躺在床上，闭着眼睛沉浸在自己的思绪里，久久不能平静。肚子里的小东西还没有一个石榴大，我已经在心里替她走完了半生。从她蹒跚学步，离开我的怀抱向前慢慢地走，第一次把背影留给我的那天起，我就要做好最终与她道别的准备。人的一生看似漫长，但在儿女的成长岁月中又显得日月如梭，恍惚间，孩子就长大了。作为母亲的我，唯一能做的就是好好陪伴她，并以一个同性长辈的角色教育好她，在她需要帮助的时候指导她。

虽然之前嘴上不说对孩子的性别有何期待，但是在做完那天的检查后，我的内心深处还是透出了一点点得意的味道。女孩儿是爸爸妈妈的小棉袄，更是妈妈的小暖宝，我和她会在一个被窝里入睡，一个房间里洗澡，一起逛街购物，一起午后喝茶，一起追无聊的电视剧，一起聊别人的八卦。我们会交换秘密，并永远不让爸爸知道，我们是一个战壕里的伙伴，将共同抵抗家庭里偶然出现的某一方"恶势力"。

想到这些，我情不自禁地笑出了声。

而身旁的杰瑞早已睡沉，他对我的这一系列内心戏浑然不知。

亲爱的宝贝，原谅妈妈彼时矫情得有点可笑，但又请理解这其中的可爱之处。初为人母的妈妈因期待拥有一个小公主，因为太过激动，悄悄替你思虑了你的半生。

但无论你是男孩儿还是女孩儿，无论你未来真正向妈妈呈现出来的是怎样一幅画面，妈妈的初心永远不变。

愿你今后夜夜好梦，日日洒脱。

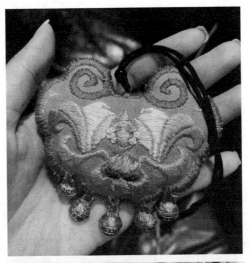

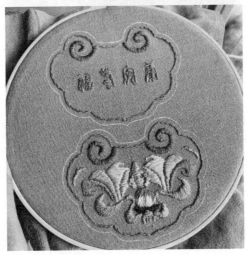

◎我给花生缝的平安符

22—23 周

坐骨神经痛

　　做完大排畸接下来的两周，我的生活平静得与以往并没有什么不同，如果要说这其中唯一的变化，那就是我开始更多地关注跟宝宝有关的生活用品、衣物和玩具。只要闲来无事，我就在网上搜索各种产品的母婴品牌，小到手摇铃、口咬胶，大到婴儿车、婴儿床，从国产到进口，通通都被我记在心里的小本子上，并很快烂熟于心。

　　同时，我还发现一件特别有意思的事，那就是怀孕前特别招蚊子，并对蚊子毒过敏的我，在怀孕后竟然一次都没被蚊子咬过。我和朋友们在这两周曾去蟹岛烧烤，坐在树下的草坪上，其他朋友的身上都被或多或少地叮了包，唯独穿短裤短袖的我，一次也没被叮咬。这一定是大自然送给我这个孕妇的福利，让我能尽情享受清凉的夏季。

　　此时的我孕肚已日趋明显，走在人群中一眼就可以被看出是孕妇，也正因为如此，我无意间开始感受到孕妇的特别便利。商场购物、餐厅等位，很多时候我自己都还没反应过来，就已经有陌生人上前问我需不需要帮助，或者直接让我插队到队伍的前面。我原本就是一个不喜欢给别人添麻烦的人，就算是挺着大肚子，我也不习惯利用这种特权去侵占别人的利益，所以每次都是婉言谢绝，告诉别人生龙活虎的我与其他人没有什么不同。遇到实在不好拒绝的情况，我就只能红着脸，向工作人员千般道谢，向被打扰或影响的人万般道歉。

孕期生活让我真正感受到，当今社会对待孕妇已经有了很高的包容度。无论是年长的叔叔阿姨，还是同龄人，他们都很乐意向需要的人施以援手。

谢谢那时曾经帮助过我的每一个陌生人。

肚子变大一方面让我逐渐感受到成为母亲的欣喜，另一方面也给我带来生理上的负担。我开始坐骨神经疼，并发作得日趋频繁。

起初的疼痛感并不明显，只在久站、久坐之后改变姿势的一瞬间，腰部以下会传来一丝酸痛。由于我在孕前就经常腰酸，所以一开始我并没有把这种疼痛跟怀孕联系在一起。然而直到有一天，我在半夜惊醒，发现自己的右屁股和大腿根交接的地方像是被人拉扯，疼痛难忍，而我的右腿更是疼得一动不能动。我叫醒身旁的杰瑞，带着哭腔告诉他我的屁股好疼好疼，如果几分钟之内得不到缓解，今晚这个房间里的每一个人都将无法入眠。

睡眼惺忪的杰瑞一脸蒙圈地看着我，很快就领会到我话中的含义，伸出胳膊开始给我按摩。他按得很轻，其实物理上对我的疼痛感缓解不大，但让我的心里舒服了很多。我蜷缩着身子，侧躺在床上，在黑夜中听着杰瑞的呼吸声由轻转重，最后变为鼾声，自己也迷迷糊糊地在疼痛中睡了过去。

接下来的几天，在右侧屁股的同样位置，我每天都能感觉到明显的疼痛。有时是吃完饭站起来的一瞬间开始，有时是躺在床上看书时。每次痛感不同，轻则小刺痛，重则会让我疼得抬不起腿。当我意识到这种疼痛或许跟我怀孕有关后，我上网查询了相关病症，最终确认为孕期坐骨神经痛。坐骨神经痛通常为持续性或阵发性疼痛，表现为臀部、大腿后侧、小腿后外侧和足外侧的放射性疼痛。这种疼痛多发于中年人，病因多种多样，最多的是与腰椎间盘突出有关。而对于孕妇而言，坐骨神经痛也十分常见，病因通常有两个：一是由于孕激素分泌，身体一部分肌肉因此消极怠工，而另一部分肌肉为了迎头赶上，超额工作，最终造成了肌肉群失衡；二是由于胎儿的持续增大，所有重量压迫到孕妇的腰椎，最终挤压到坐骨神经，致使孕妇腰部以下到腿的位置产生强烈的刺痛感。如果准妈妈在备孕期间没有进行适当的功能锻炼，肌肉力量薄弱，在孕期就容易诱发椎体失稳或脊旁软组织劳损，引起疼痛，而部分本来就有腰椎间盘突出的准妈妈，在孕期更容易出现疼痛加重的情况。

孕期坐骨神经痛基本没有什么治疗可以缓解，为避免对胎儿造成任何损伤或刺激，准妈妈们只能通过适当的伸展活动和热敷来松解软组织，并一定要避免久站久坐。

查完资料的当天下午，我就跑去药店买了一个热敷毯，就是那种一个枕头大小，可以折叠的小垫子。通电后把它压在右侧屁股上，持续了 20 分钟，大概是血液加速了循环的缘故，我感觉它对于缓解我的痛感是有效的。这个热敷毯在接下来的几个月里一直伴我左右，每次我的坐骨神经痛发作时，它都会派上用场。

除了热敷，我还在网上查找了一套猫式伸展动作每天练习，坚持了半个月，确实感到疼痛感没有以前那么强烈了。这套伸展动作在各个母婴网络平台上都可以查得到，非常简单且便捷，只用一把椅子加一个瑜伽垫，且耗时短短几分钟。我建议同我一样有坐骨神经痛的准妈妈们可以一试。

最后，最重要的，就是要多动多走，切忌久站久坐。那几周的我为了打发时间，曾沉浸在拼图里无法自拔，坐在椅子上一拼就是一下午，结果当天晚上睡觉前，我的坐骨神经痛就再次发作，疼得我趴在床上，站都站不起来，这就是我久坐导致局部神经刺激的结果。那天晚上杰瑞一边帮我按摩，一边骂我活该，并无视我的各种哀求，当即没收了我的拼图。

那幅原本三天就能拼好的拼图，最终拖到了我孕期的最后一个月才完成。

24周
孕期糖尿病

第四次产检门诊咨询：体重、血压、产科检查、孕期咨询、宫高
化验项目：尿糖、尿蛋白、尿酮体、糖耐量筛查、全血细胞计数、
静脉抽血、铁蛋白、多普勒听胎心
体重：70.5kg

第24周的我，终于迎来孕期非常重要的一个检查，妊娠期糖
尿病筛查。孕妇在妊娠期间，由于各种因素有可能会导致体内糖的
代谢发生异常，或糖耐量减退，从而引发妊娠合并糖尿病。胎儿在
准妈妈体内的主要能量来源是葡萄糖，随着孕周增加，葡萄糖的需
求量也在增长，但孕妇的肾脏对糖的再吸收率却不能相应增多，从
而导致孕妇的排糖量增加。另外，孕周的增长也会使孕妇的身体对
胰岛素敏感性下降，从而使胰岛素分泌不足。因为这些多重原因而
造成胰岛素分泌受限的准妈妈们，体内血糖升高，就会使原有的糖
尿病加重，或出现妊娠期糖尿病。近年来随着人们生活水平的提高，

孕期糖尿病的确诊病例已有逐步增加的趋势，并多发于妊娠体重增长过快的孕妇。妊娠糖尿病是一种非常危重的疾病，严重的可能会威胁到胎儿的生命安全，每一个准妈妈在面对这个妊娠疾病的时候，都绝不可掉以轻心。

糖筛检查是我整个孕期的转折点，如果说前 24 周的我主要任务是安然养胎，享受孕期生活，那么从糖筛结果出来的那一刻起，我的孕期生活就被迫完全改写。

是的，我被诊断为疑似妊娠糖尿病。

做糖筛检查之前的我，对妊娠糖尿病一无所知，因为我本人完全被排除在妊娠糖尿病多发人群之外。首先我不是高龄产妇，我活到现在从来没有经历过肥胖或超重，其次我们家没有任何糖尿病家族史，第三我没有妊娠分娩史，即不明原因的胎死腹中，巨大儿／先天畸形胎儿等分娩经历（去年流产时为空胎，不算在此列），本次孕期，我没有妊娠高血压，也在前期的各种检查中一路绿灯，没有出现过任何其他例如羊水过多、高血红蛋白等异常情况。孕期一路走到现在，唯一出现过的波折就是我在前期体重控制失败，短短一个月之内增重 10 斤，但在那以后，我也在饮食上做出了明显改善，后来的体重增速已经放缓。

做糖筛检查的前一晚，饭后我与杰瑞在街上遛弯儿，路过一家饮品店。当时已很久没喝过甜饮料的我，说想点一杯奶茶解解馋。杰瑞说明天一早就要去做糖筛了，为了表示对这个检查的尊重，让我做完糖筛的下午再来买饮料。那时的我未曾想到，第二天的糖筛检查就此改变了我的整个妊娠生活，而那杯奶茶等我喝到它时，已是 5 个月之后了。

　　检查的当天，我到医院时心情特别好，因为医院附近有很多家我不常来的餐厅，我与杰瑞打算产检后在附近选一家作为我连日在家吃营养餐的犒劳，所以直到我坐在房间里，喝下那杯齁甜的糖水时，我的心里都还是美滋滋的。

　　"糖筛的糖水甜到会让人想吐"，这是我在检查前，无意间在网上曾看到别的准妈妈留下的感言，所以平时不喜欢吃甜品的我，对此做足了充分的心理准备。但就在糖水入口的一瞬间，我觉得那个甜度仍在我的接受范围之内。比起慢慢咽，一鼓作气硬着头皮几口喝下去，会让准妈妈们更好受些。

　　等待一小时后，护士来给我抽了第一次血，然后又是漫长的一小时，我的第二次抽血也完毕。没过一会儿，我正在医院的走廊上游荡时，医生喊我去了她的诊室。我和杰瑞就像两个被老师叫进办公室的小学生，笑嘻嘻地排着队走进门，然后摆正态度，分别端端正正地坐好，准备聆听老师的教诲。

　　医生一边看着我的糖筛报告，一边对我说：

　　"结果出来了，血糖高，餐后一小时血糖正常应在 10 以下，你的是 11.4，疑似妊娠糖尿病。"

　　我顿时愣住，不知该如何作答，只回了一声：

　　"啊？"

　　"没想到吧？我也没想到，你看着不像是血糖高。"

"我怎么会血糖高呢？我又不胖，我也不爱吃甜食，我以前也没有糖尿病啊。"

"血糖高不一定是因为吃糖，淀粉类食物也有很高的糖分。之前你的体重控制虽然有进步，但一直还是在上限的边缘，接下来的饮食你必须要很严格地控制了，不然真的得了孕期糖尿病是很麻烦的。"

直到这一刻，我的脑子仍然没有对妊娠糖尿病有清醒的认识。我天真地以为血糖高的话，就少吃淀粉类食物，少吃主食，那血糖不就很快下去了嘛。

但医生接下来的解释瞬间把我拉回了现实：

"妊娠糖尿病为什么危险，我给你简单地解释一下。胎儿的脐带是和胎盘相连接的，胎盘为胎儿提供养料和氧气。而胎盘又跟子宫壁连接，它们中间连着成千上万根血管。如果妈妈的血糖一直高，会造成这些血管一根根堵塞，血管堵得多了，胎盘的营养和氧气就不够了，胎儿会营养不良，会窒息，这样是很危险的。"

"窒息"两个字如同一盆冷水，一下子浇透了我的脑子。

看来妊娠糖尿病远比我以为的要严重得多。

除此之外，我还询问了医生我的妊娠糖尿病的病因。我反复向医生强调，我们家没有任何糖尿病家族史，这种遗传性强的疾病怎么会找到我的身上。医生沉思了片刻，给了我这样的答案：

"像糖尿病这种家族遗传性强的疾病，说是遗传，其实跟人体本身没有关系，很大程度受家庭习惯影响。妈妈平时爱吃高淀粉高油脂，有糖尿病，孩子从小也慢慢跟妈妈形成了同样的饮食习惯，长大了也得了糖尿病，这种跟遗传没关系，就是家庭习惯。比如我妈吃饭老是说，就剩最后一口了，别浪费吃掉它，或许就是因为这最后超出的一口，日积月累血糖就高了。我天天被我妈逼着吃那最后一口，养成习惯了，我血糖也高了。我当了妈妈以后又开始让我的孩子别浪费多吃一口，我的孩子习惯了，血糖最后也有可能高了。这种时候大家就会说了，这一家子都遗传糖尿病了。所以要阻断糖尿病遗传很简单，就是改变饮食习惯，说不吃就不吃，不能吃的更要少吃。"

我一边听医生的解释，一边点头如捣蒜。从今天开始，我找到了拒绝我妈硬要我清盘行动的理由。

按照医生的指示，接下来我有两件事要做：一是去见妇产科里的营养科医生，认真学习妊娠期糖尿病宣教，严格按照食谱进餐。二是买一个家用血糖仪，在每天起床空腹时，及一日三餐后的两个小时，自行做血糖检测，并记录在医生提供的监测表上。

本以为与营养科医生的见面会是一次简单的食谱交流，但现实是我们的面诊进行了接近两个小时。一位非常年轻的医生姐姐拿着一张妊娠期糖尿病宣教单，一条一条地向我解释，嘱咐我在接下来的孕期里该如何正确选择饮食。

在此我将这份让我在孕期最后 4 个月里赖以生存的宣教单分享给各位。

妊娠期糖尿病宣教指导原则

一、多运动

每顿正餐休息 10 ～ 20 分钟后，快步走 30 ～ 40 分钟。

注意事项：

1. 保证心率少于 120 次 / 分钟；

2. 运动结束后，需休息约 30 分钟后再测量血糖；

3. 除走路外，推荐其他运动方式，例如在平地骑自行车、游泳；

4. 具体运动量需根据个人具体情况相应调整；

5. 如有以下高危因素，运动需受限制，如胎盘异常、双胎或多胎、先兆早产征象等。

关于孕期运动这一方面，我在之前并没有详细了解过其中的益处，只是知道孕期适量活动会对准妈妈的身体有益，而我在前几个月打游击似的饭后遛弯儿式运动，其实并没有起到太多的作用。正确的孕期活动最普遍的就是快步走，保持平稳通畅的呼吸，甩开胳膊大迈步，是非常好的消耗能量的途径。准妈妈在快步走时要记得观测自己的心率，如果心率过快，那就一定要停止，马上休息。而除了快步走这一最简单便捷的方式，如果准妈妈的时间和精力允许，还可以选择骑车、游泳、瑜伽这些更丰富的活动，不但可以消耗能量降血糖，还可以愉悦自己的心情。

我曾经咨询过医生自己在孕期可否去做瑜伽和游泳，医生给我的答复是，如果在孕前没有做过这些运动，那么就不太建议在孕期去做新的尝试。如果孕前准妈妈就有游泳、瑜伽这类好的运动习惯，那么孕期就可以在适当的时候继续进行。因为我怀孕前就有健身的习惯，但孕期为了稳妥不能上大重量器械，怀孕后就再没去过健身房了。

二、生活规律，少食多餐，定时加餐

孕期的作息应该规律，这件事相信所有的准妈妈都心知肚明。规律的生活，不但可以缓解孕妇孕期身体的各种不适，也可以让宝宝在肚子里跟妈妈一起养成好的作息。而少食多餐更是孕期饮食的第一准则，因为随着孕周的增加，子宫变大会挤压孕妇的胃部，甚至造成肠胃明显的不适感。这时候的少食多餐可以让准妈妈吃得更舒适，减轻肠胃负担，使营养吸收得更充分，更重要的是体重增加放缓，避免引起孕期过度肥胖。

三、具体饮食指导

1.多吃粗粮主食。

1）少食精白米、精白面；

2）以杂粮为主，包括小米、糙米、玉米、籼米、薏米、黑米、红米、大豆、红豆、绿豆、黑豆、荞麦、燕麦、小麦、高粱等；

3）建议每天主食总量控制在 3 ～ 4 两，淀粉类食品与米面等同对待；

4）不建议喝白米粥以及将坚果捣碎加入的米糊或豆浆。

医生跟我详细解释了精粮中糖分占比高得可怕，我在前几周体重飞速增长的主要原因之一也是面食吃得太多。作为一个典型的北方口味美食爱好者，我爱吃所有的面，无论是荤面素面，还是汤面干拌面，一个星期不吃就格外想念。更惨的是，我还特别爱吃馒头米饭，如果再配上红烧茄子、鱼香肉丝、干烧鱼等一系列重口味的下饭菜，我能瞬间干掉两碗饭。

很明显，我要在接下来的几个月里戒掉精粮，开始以粗粮为主食的饮食方式了。我看着单子上列出的粗粮名单，发现这里面果然没有一个是我爱吃的，平时餐桌上要是有粗粮，我的筷子连动都不会动它们。

医生还特别点出粥类食品，告诫我尽量不要喝任何豆类粥品，因为粥本身并没有什么营养，喝粥就等于变相吃主食。

2. 吃低油食品。

1）脱脂或低脂牛奶／酸奶；

2）少量坚果，如核桃 1 ～ 2 个／天或原味开心果小于 10 颗／天；

3) 烹饪食物尽量少放油，避免煎炸食物，建议清蒸或白灼，及清汤涮锅；

4) 尽量使用橄榄油或菜籽油。

高油脂食物毫无例外也被列入妊娠糖尿病的禁单中，食物能量过高，造成脂肪堆积，都能引发高血糖高血脂及糖尿病。医生特别指出，核桃等坚果类食品可以吃，但一定要少吃，因为其脂肪含量过高。我瞬间想到前几周我妈没事就拿着小锤头敲核桃，然后再塞到我嘴边逼我吃掉的景象，核桃吃了那么多，宝宝有没有聪明我不知道，但脂肪我肯定是吃了不少。

让我开心的是，医生说火锅不在高油食品之列，可以正常吃，但要先涮菜，再涮肉，并且不蘸麻酱，这样肉里面的脂肪就不会附着到菜叶上，热量也会降低。这句话对我真是莫大的安慰，因为我本人不但是面食爱好者，更是重度火锅爱好者，尤其是北京的铜锅涮肉，也是周周必吃。如果要我忍受 4 个月不吃火锅，那对我简直就是身心的莫大折磨。

3. 鼓励多进食蛋白质食物，包括植物蛋白（豆制品类）和动物蛋白（鱼、虾、各种瘦肉及去皮的禽类）。

这一条很好理解了，准妈妈需要在孕期多吃高质量蛋白质，鱼虾最好，其次是红白瘦肉，每顿肉量控制在 150g 之内。讲到这里时，医生同时告诉我，肉汤也要少喝，因为肉汤里面除了嘌呤，没有任何营养物质，如果要进补，那就要吃掉汤里的肉，因为几个小时的熬煮并不能让肉里的营养散到汤里。

在又一次听到一条颠覆传统食物养生知识的信息后，我真想拿出手机，把医生刚才的话录成视频，发到以长辈为首的"亲亲一家人"群里。

4. 多吃蔬菜，尤其是绿叶蔬菜，但胡萝卜和南瓜汤要限量。

毫无疑问，孕期要多吃蔬菜，医生在讲到这一条时，对我的原话是："蔬菜想吃多少就吃多少，吃到饱也没关系。"这对于从小就不爱吃蔬菜的我是一个挑战，但在这与妊娠糖尿病战斗的紧要关头，想不想吃已不重要，重要的是该不该吃。

5. 水果只能在加餐时吃，避免在正餐时、正餐后或睡前进食，每天的限量为 250g。

宣教单上关于水果的解释让我有点意外，因为在我之前的概念里，孕妇是要多吃水果的，我相信很多准妈妈至今还有着这样的想法。但是医生告知我，水果的含糖量实在是太高了，尤其像西瓜、荔枝这些夏天应季水果，其为孕妇提供维生素的作用远远小于多糖的危害。妊娠期高血糖的准妈妈如果实在想吃水果，可以选择圣女果、雪莲果、桃子等此类低糖水果，并严格控制每日进食总量不超过250g。

250g是多少呢，曾经的我对这一重量毫无概念，后来回家拿秤一量，发现一个红心火龙果的重量差不多就有300g了，而一颗大个儿的圣女果的重量为20g。这就意味着，接下来的几个月我每天吃的水果最多不能超过3个猕猴桃、20颗葡萄或者一颗人参果。

6.不能喝鲜榨果汁或其他饮料，尽量多喝白水或柠檬水，戒点心、蛋糕、甜品、冰激凌、沙拉酱。

这无须多解释，甜品本来就是"碳水炸弹"。

7.加餐食物包括：水果、坚果、牛奶、酸奶、全麦面包、苏打饼干、麦麸饼干。

这也无须多解释，准妈妈实在饿得不行时，可以适当地补充一点能量，但也仅限于上述的低糖食品。

8. 包子、饺子、馄饨类食品，尽量不吃外面餐馆或超市购买的，如自己制作，需少放油，且不宜吃太多。

听到这句话的我内心并没有什么波动，我极少在外面点饺子、包子吃，因为我妈做的饺子、包子永远是我心目中的第一名。

以上就是康复科医生对于我接下来的孕周饮食宣教。医生看着表情呆滞的我，问我还有什么问题。我面无表情地回她：

"没什么问题了，就是突然觉得这日子过得没意思。"

离开康复科，我转头去了药店，买了一个血糖仪，完成了医生嘱咐我的第二件事。

我的妊娠期抗糖大作战由此拉开大幕，而此时的我仍没有意识到在未来的几个月里，我的孕期生活将迎来怎样的挑战。

25—26 周
妊娠抗糖作战开始

做完糖筛第二天，我的抗糖之路就开始了。我开始切身感受到妊娠糖尿病孕妇的痛苦。

痛苦的第一步，是早上起床后的空腹血糖自测。按照医嘱，我每天要自测四次血糖，也就意味着每天要用针扎四次手指头。如果空腹血糖可以保持在 5.3 之下，三餐两个小时后的血糖保持在 6.7 之下，那就代表我的妊娠抗糖化有了成效，反之，则意味着我的妊娠糖尿病非常顽固，我需要通过更多的饮食节制和运动来控制它。

第一次用血糖仪的我有点紧张，因为我从小在医院最怕的就是指尖抽血，每次都会疼得龇牙咧嘴，现在让我自己拿针扎手指头，我这心里能不害怕吗？我从小盒子里拿出一根采血针，塞在测试笔的一头，然后调到二档，把笔头对准了自己的食指指腹。在做了将近半分钟的心理挣扎和准备后，我按下测试笔的一头，食指指腹也相应在同一瞬间感受到一阵轻微的刺痛。拿开测试笔后，我的指尖被留下了一个小点儿，轻轻一挤，指尖血就出来了。接着我再把血挤到试纸上，把试纸插在血糖仪的下方，没过几秒钟，屏幕上就显示出我此刻的血糖值。

4.7，非常健康且令人满意的数值，这说明我的身体在没有进食的情况下，血糖是正常的。

我一边在医生给我的血糖监测表上记录数值，一边感叹现在的科技如此发达，一个小小的仪器，就让以前原本复杂又繁琐的医院检查变得如此便捷。只需轻轻一扎，没有太大的疼痛感，实时血糖值就跃然于眼前了。

此时，我身旁的杰瑞同学，我们家除我之外的另外一位好奇宝宝，早已跃跃欲试。他一边说着"这个东西好多年前就有了吧，该我了该我了快让我试试"，一边迫不及待地拿过血糖仪，毫不犹豫地给自己的指头也来了一针，直到他心满意足地看完血糖仪的数值，才兴高采烈地转身离开。

早餐时间到了。按照宣教单上的内容，健康的早餐应该是由杂粮、燕麦或全麦制成的主食以及蛋白质类食物组成。我在怀孕前其实没有吃早餐的习惯，在孕期的前24周也常常因为晚起而不吃早餐，这个陋习在我昨天见医生时被要求必须立刻改掉，医生强调早餐不但一定要吃，还一定要吃好，尤其是妊娠高血糖的孕妇，如果不及时在早上进食，就有可能造成低血糖休克的后果。

我的早餐为一杯脱脂高钙牛奶、一个煮鸡蛋和一片50g左右的吐司。我自认为这是一个营养非常均衡的早餐范本，而且省时省力，非常适合像我这样对早餐没有什么特别追求的妊娠高血糖孕妇。这个范本我日日粘贴复制，就这么从第 25 周吃到了第 40 周，除了偶尔换一下面包的品牌，其他的我一天都没有变过。

现在想想，还是挺佩服那时候的自己的。

早饭过后，休息 10 分钟左右，我开始了全天的第一次快走。

我戴好耳机，找到喜欢的有声书，就这么在小区院子里迈开大步，甩开胳膊，一圈一圈地走了起来，一走就是半小时。

医生嘱咐过我，快走的时候不要只顾着迈腿，还要及时关注自己和宝宝的情况。如果走着走着，准妈妈感到心跳过快，胸闷气喘，那说明此刻的运动有些过量，需要立即停下来休息，并在下次快走的时候放慢些脚步。还有些时候，准妈妈在快走时会觉得肚皮发硬，肚子下垂，那是假宫缩。假宫缩是妊娠中后期的一种正常现象，无规律也没有疼痛感，只是会在准妈妈长期保持一个姿势，或者运动期间偶尔发生，孕周越大，发生越频繁。这种情况无须担心，也只需要休息片刻即可。

早饭后的两个小时，我要第二次测血糖了。此处的两个小时，以早饭开始吃的第一口时间为起始，通常我会在张嘴咬下第一口吐司的同时，在手机上设置一个两个小时的倒计时。闹钟一响，我就掏出血糖仪，开始重复早上睡醒后的一系列流程。塞采血针，瞄准手指，扎针，挤血，塞试纸，查看血糖仪，一套动作下来，已经比早上熟练了很多。

血糖结果 5.8，依旧很满意。

终于到了午餐时间，我迎来期待了一上午的进食时刻。摆在桌子上的，是一套教科书级别的妊娠糖尿病患者健康菜品：两颗芋头（粗粮主食）、一小盘鸭血炒豆腐（补铁）、4只水煮虾（优质蛋白质）、一小盘炒青菜（补充维生素）。4道菜里，除了水煮虾，剩下的没有一个是我这个肉食动物爱吃的，但是非常时期，我的口味喜好早已不重要，只要能降糖又有营养，就是好的。

这是我得知自己疑似妊娠糖尿病后的第一顿健康餐，它打响了我妊娠抗糖的"第一枪"。此时的我还带着战胜妊娠糖尿病的信心与激情，就算是嚼着没什么味道的青菜，内心也是干劲儿十足。

吃了八分饱后，休息10分钟左右，我走下楼，开始了院子里的绕圈运动。依旧是有声书，依旧是30分钟。等30分钟结束的闹铃一响，我立刻立正，然后一个转身，回家躺平去了。

让我再多走一圈我都不乐意。

两个小时后的血糖结果仍在意料之中，5.4。

午饭的寡淡很明显是不能让一个孕妇撑到晚上的，下午3点半左右，是我给自己定的加餐时间，也是每天唯一进食水果的时间。我抗糖第一天的水果是两种很典型的低糖水果，10颗圣女果加两瓣红柚。

这些显然是吃不饱的，因为量很小，那一小盘水果我吃得特别特别慢，一颗圣女果我分了两口咬下去。

结果当天的晚饭，我在一整天都食之无味的心理冲击下，再也控制不住自己伸向冰箱的手。在翻出了两个牛肉饼后，我又找出两片吐司和几片生菜叶，几个食材一摞，一个看起来非常健康的汉堡包就诞生了。

先不管那么多了，吃了再说。

饭后依旧是 4000 步快步走，接着是两个小时后的血糖检测。血糖仪上的数值出来后，我定睛一看：8.1。

我当场就泄了气，感觉一天的努力都白费了。早上的牛奶吐司，中午的芋头青菜，它们都成为我那天晚上贪嘴的牺牲品。

就在我一个人懊恼的时候，杰瑞跟我说："没关系，咱们这是第一天，你现在就得一个个试，看自己吃什么东西血糖会上去。等吃个几天你掌握规律了，你就知道以后该吃什么不该吃什么了。"

自从得知我有疑似妊娠糖尿病后，杰瑞一直没有发表太多的言论，只叫我加油抗糖。他在那天旁观了我一整日的饮食控制，也同我吃了一样的饭菜，此时他的这句话看似如湖水般平静，但在我的心里却如叮咚溪流般给了我些许安慰。

那晚的睡前加餐是一杯脱脂酸奶，吃后的两个小时左右，我按照正常作息进入梦乡。

接下来的两周，我的日常饮食活动一如抗糖的第一日，清淡的三餐加上一天三次的快步走，虽然听起来有些无聊，但收获颇丰。我在不同的早午晚餐食谱中摸索出自己血糖增高的规律，也找出了把自己的血糖控制在上限范围内的边界食品。我发现一顿饭是否会糖分超标的决定性因素，通常都在于主食，如果这一顿我的主食是淀粉含量偏高的糙米饭，那我会刻意减少调味料丰富的肉类的摄入。在肉类中，鱼虾对我的血糖影响微乎其微，猪肉最容易让我高糖，而我以为脂肪最多的鸡翅对我却没有什么影响。另外，最安全的肉类毫无疑问还是牛肉。杰瑞买了几块牛腱子回家来给我做了酱牛肉，做好后用保鲜膜包起来存到冰箱里，每次等我不知道这一顿该吃什么肉类时，我就会拿出一块切下来五六片，吃完后我的血糖总会稳稳地保持在红线之内。主食类中，红薯是我最爱吃的，因为它有甜味，但是如果一餐吃一个半以上，我的血糖就会亮起红灯，而芋头和玉米对我而言则是最安全的淀粉类食品，吃再多都没有关系。我还发现我的身体在午饭时对糖分的容忍度高于晚饭时，吃同样的饭菜，我午后的血糖值会低于晚饭，这也就意味着如果偶尔我想要吃一点稍"危险"的食品，我就必须要选择在午饭时吃，这样其中的糖分会被消化得更好。最后还有很重要的一点，就是我发现同样的菜和肉，在烹饪时放酱油和蚝油的升糖结果完全不同，蚝油的含糖量似乎更高。在确保其他菜类相同的情况下，同样的豆腐虾仁，我吃过蚝油做的那一顿后，血糖升到了上限之外，但几天后改用酱油，我饭后的血糖倒是缓和了很多。

当然，这两周我也不是顿顿都老老实实地吃，毕竟本人还是孕妇一个，偶尔的放纵不但是身体的刚需，也是心理上的满足。我的放纵餐有一顿火锅、一顿意面，还有几个我妈包的茴香肉大包子。按照医生之前说的，火锅在妊娠糖尿病的可食菜单上，只要先涮菜再涮肉，并且不蘸麻酱，只蘸酱油，就不会刺激血糖。我在按照医生的叮嘱吃完之后，惊喜地发现血糖值只有 5.0，不但没有飙升，甚至远低于我的日常值，这简直是给我接下来的孕期生活注入了一针"强力快乐剂"。意面也来源于医生给我的妊娠期抗糖食谱，当时医生说如果实在想吃面条，可以尝试一点淀粉含量低的意面或者荞麦面。因为我本身就爱吃意餐，所以当我跃跃欲试地吃完一盘意面，满怀期待地测完血糖，发现血糖值飙升到8.2时，我的内心极其失落，只能被迫把它从我今后的孕期食谱中抹去了。最后的茴香肉大包子，位列我最爱的妈妈牌美食前三名，拳头大小的包子我在孕前一顿可以吃6个。我妈在知道我走上了艰辛的妊娠抗糖路之后，就开始琢磨着怎么用糖分更低的食材，做出我素来爱吃的饭菜，于是，茴香猪肉全麦不发酵死面包子诞生了。我在快乐地一口气吃完4个之后，心理得到极大的满足，但是看到血糖仪的数值7.8后，心里还是怅然失落，就算是改了面粉，我还是不得不先跟我心爱的包子告别一段时间了。

抗糖的前两周，我不但在饮食上找到自己的规律，还深刻地意识到快走对于妊娠高血糖的孕妇有多么重要。准妈妈们如果每天可以坚持快走这项有氧运动，一可以让肌肉和脂肪细胞刺激胰岛素敏感性，帮助降低身体内的血糖，二可以让肌肉和肝脏消耗大量糖原的同时，去摄取大量葡萄糖补充糖原的消耗，从而达到降低血糖的目的。以我自己为例，如果我可以坚持按照自己的运动计划，三餐后分别坚持走30分钟，一天走满一个半小时，也就是12000步左右，那么我当天的血糖值通常就会比偷懒不走或少走明显下降。而如果有一天我犯懒或有事耽搁没有走，当天又恰逢我吃了放纵餐，那么那一整天我的抗糖之路就等于是荒废的一天。

快走真的是一项特别便捷又省力的孕期有氧运动，它不受场地的限制，也没有对周围环境的要求。小区里、马路上、健身房里，甚至是从家里的一头到另外一头，只要有耐心，都可以很好地完成这项降糖降脂的运动。

　　本来，快步走在我看来是一项特别枯燥的运动，孕前偶尔健身的我最不喜欢的也是这类有氧活动。每天在固定时间段，重复机械性地迈着步子，看同样的风景，跟同一个墙角擦身而过，这对我来说原本是无聊至极，但由于那段时间天天在院子里转圈儿，我却无意间发现了我们家小区的院子里很多有趣的小场景。早饭后快走时，邻居家散养的大白猫总是爱在屋顶上溜达，最后总会踱步到西边的房檐上，趴在暖洋洋的阳光下闭目养神。天空中总有一群一群的鸽子盘旋，一会儿从南呼啦一下飞到北，一会儿又从东呼啦一下扑到西，来来回回，也不知道它们到底要飞到哪儿去。中午饭后快走时，阳光正好洒在院子的北头，北面两棵海棠树这时候就会在太阳的照射下闪着熠熠光辉，若有微风袭来，小小的长舟形叶子就被风吹个满地。这时我们家的两只小狗（杰瑞养的一只柯基、一只小梗，此时我的 Lambo 在我爸妈家）总要跟我一起饭后运动，但由于它俩总想抢到对方前面走，谁也不让谁，在我的脚底下绕来绕去，又叫又打，最后总会被杰瑞因害怕绊倒我而捉拿回窝。晚饭后快走时，天空常常才刚有一丝丝暮色，邻居家的饭菜味总会飘到院里，今天是油炸味，明天是糖醋味，最终把我馋得直咽口水。更有意思的一件事，是院子西南角的一面墙上，常年住着几只小壁虎，有时是两只结对，有时是一只独行，我每次一圈一圈地从它们的身边闪过时，它们都安静地趴在墙上一动不动，这使我总怀疑它们有没有在认真干活吃蚊子。

托孕期快走的福，小区院子里夏日时生机盎然的景色都被我尽收眼底了。

经过两周的抗糖努力，到了第 26 周快结束时，我惊喜地发现我的体重由 24 周时的 70 公斤降为 68.8 公斤。我从没想过我在孕期的某一天体重不增反降，这完全得益于我在饮食上的严格控制和快走的坚持，我顿时成就感满满。体重仪上的数字是我努力的最好证明，这也给了我面对即将到来的孕晚期更多的信心和勇气。

亲爱的宝宝，只要你能在妈妈的肚子里健康、安全地成长，再多的克制都不值一提。

下面附上我在第 25、26 周记录的血糖监测表，供各位准妈妈参考。

血糖监测表

控制目标： 3.3＜空腹≤5.3

4.4＜餐后 2 小时≤6.7

日期	8月26日	8月27日	8月28日	8月29日	8月30日	8月31日	9月1日
空腹血糖	4.7	4.5	4.3	4.5	4.3	4.5	4.6
早餐	脱脂牛奶、吐司、水煮蛋	脱脂牛奶、吐司、水煮蛋	脱脂牛奶、吐司、水煮蛋	脱脂牛奶、吐司、水煮蛋	脱脂牛奶、吐司、水煮蛋	脱脂牛奶、吐司、水煮蛋	脱脂牛奶、吐司、水煮蛋
早餐后2小时血糖	5.8	6.3	5.6	6.1	5.8	5.5	5.2
午餐	芋头、鸭血、炒豆腐、水煮虾、青菜	糙米饭、水煮虾、豆腐、炒菠菜	红薯、牛排、炒菜花、鸭血	红薯、牛排、洋葱炒菠菜炒蛋	糙米饭、焖牛腩、青菜	红薯、蒸排骨、炒小油菜、炒冬瓜	红薯、紫薯、蒸排骨、鸡翅、炒青菜、炒菜花
午餐后2小时血糖	5.4	6.3	5.5	4.6	6.0	4.8	5.3
加餐	圣女果、红柚	圣女果、红柚	零糖酸奶、奇异果	圣女果、奇异果	零糖酸奶、圣女果	火龙果	圣女果、红柚
晚餐	牛肉饼、吐司、炒白菜、青菜	紫薯、酱牛肉、炒茼蒿	菌类火锅	羊肉火锅	糙米饭、酱牛肉、炒青菜	红薯、蒸排骨、蒸娃娃菜、番茄炒蛋	牛肉火锅
晚餐后2小时血糖	8.1	5.9	5.7	4.9	6.3	6.5	5.3

日期	9月2日	9月3日	9月4日	9月5日	9月6日	9月7日	9月8日
空腹血糖	4.5	4.2	5.9	5.0	5.4	5.6	5.1
早餐	脱脂牛奶、吐司、水煮蛋	脱脂牛奶、吐司、水煮蛋	脱脂牛奶、吐司、水煮蛋	脱脂牛奶、吐司、水煮蛋	脱脂牛奶、吐司、水煮蛋	脱脂牛奶、吐司、水煮蛋	脱脂牛奶、吐司、水煮蛋
早餐后2小时血糖	6.7	6.7	7.0	6.1	6.7	6.2	6.6
午餐	紫薯、羊肉片、炒莴笋、炒茼蒿、拌黄瓜	清蒸鱼、豆腐、炒青菜、番茄炒蛋	煮鸽子、炒鸭血、炒菠菜、炒丝瓜	紫薯、蒸鳕鱼、炒冬瓜、炒茼蒿	芋头、排骨炖土豆、豆角、炒小油菜	茴香苗肉全麦包子	红薯、鸡翅、豆腐蒸虾仁、炒青菜
午餐后2小时血糖	6.6	5.3	5.6	6.0	6.7	7.8	5.6
加餐	奇异果	圣女果、火龙果	雪莲果	零糖酸奶	红柚、橘子	奇异果、雪莲果	零糖酸奶、黄瓜
晚餐	红薯、豆腐蒸鸭血、炒青菜	意面、牛排、沙拉	玉米、水煮虾、炒茼蒿、炒藕片、炒荷兰豆	土豆、鸡翅、炒卷心菜	糙米饭、鳕鱼、炒冬瓜、炒菠菜	紫薯、焖羊肉、炒菜心、炒冬瓜	糙米饭、焖肉、炒菜、小青菜
晚餐后2小时血糖	7.0	8.2	6.5	6.3	5.0	6.4	6.3

27 周
活泼的小种子，
色素沉淀 + 扁平疣

第 27 周，是我疑似妊娠糖尿病的第三周，也是我孕晚期前的最后一周。作为妊娠抗糖的延续，我一直坚持着前两周的饮食习惯与作息，换来了效果甚佳的血糖控制，这令我十分欣慰。与此同时，在即将迈入孕晚期的这一时刻，我的身体开始逐渐感受和显现出一些明显的妊娠变化，这其中的一些令我欣喜，有一些却让人无奈。

首先是胎动日趋明显，并且时间逐渐拉长，有时可以连续活动10 分钟。此时我的孕肚已经非常明显，宝宝在子宫里的活动空间似乎也比以前开阔了很多，很多时候我甚至可以感觉到她正在里面翻身或者蹬腿。我的肚皮偶尔可以明显看到一边有一个圆形的凸起，然后没过几秒，这个凸起就沉了下去，过一会儿肚子的另一边又凸起来了，就像是浪花在翻滚一样，我猜测那时候我的花生小宝贝正在羊水里游泳呢。更神奇的是，宝宝每次做此类大动作时，都会挑我正在躺着或者坐着的时候，大概是因为我的这两种姿势会让 ta 觉得更舒服，更有"大展拳脚"的空间吧。

胎动不仅白天频繁，每天夜里，我也总被肚子里的小家伙吵醒。临到孕晚期，我的睡眠质量已经开始下降，夜里常常会醒来，或者是在半梦半醒间犯迷糊。这种感觉虽然很让人疲乏，但我也因此而观察到几次宝宝激烈的胎动。有一天半夜2点左右，我在迷糊中突然感觉到肚子里的宝宝朝着我的肚皮踢了两脚。这两脚的力气可真不小，我的肚皮都朝外弹出去好远。踢完以后，她又在肚子里一阵翻腾，动作幅度极大，持续了有15分钟之久。我一边盯着自己"此起彼伏"的肚子，一边连忙喊醒身旁的杰瑞，让他也来围观一下这有趣的瞬间。杰瑞迷迷瞪瞪地爬起来，打开灯，一转头看见我的肚子，立刻止不住地嚷起来："哦，哦，哦，ta在动！动得好厉害！"

那一刻的我们两个，一个半躺着，一个盘腿坐着，就那样在昏暗的夜灯下，一边盯着肚子里的小家伙翻腾，一边感叹生命的神奇与伟大。虽然隔着肚皮看不到里面的景象，我却可以想象得到此时的宝宝在里面有多惬意。那蓬勃绽放的生命力啊，似乎时刻都在准备着冲出妈妈的肚子，来与这个迎接她的新世界见面。

书上说27周时胎儿的性格已经开始显现，有的宝宝喜静，有的宝宝则会在妈妈的肚子里天天蹦迪。通过几次胎动，我大概已经感觉到我的宝宝应该就属于好动的那一类了。每次一想到未来家里会有一个调皮的小身影东跑西跳，调皮捣蛋，我心里就会觉得特别幸福和期待。

胎动令人欣喜，我的身体却有了其他的变化。

我发现我的黑色素沉淀突然格外明显了。

黑色素沉淀是孕期一种比较特异的症状，是因为怀孕期间，孕妇体内激素水平变化，雌孕激素水平明显升高，但同时雄激素也跟着上升，一旦两种激素的水平失衡，孕妇皮肤黑色素细胞数量就会增多，功能增强，最终导致准妈妈在孕期的皮肤普遍色素加深。通常，色素沉淀的部位会是腹壁正中线、肚脐、腋下、乳晕、乳头、大腿根甚至是生殖器等特殊部位。不过准妈妈也不必过分担心，这些部位的色素沉淀大部分会在孕中晚期开始出现，多数在产后就会自行完全消退。

　　我在做糖筛检查之前发现过自己的某些身体部位变黑了，当时我并没有在意，心想大概是夏天皮肤晒黑带来的影响。但是第27周的时候，我在某一天洗完澡，站在镜子前欣赏自己圆滚滚的大肚皮时，突然发现两侧腋下及肚脐实在是黑得有些太离谱了。我赶紧拿出手机上网一通查找，才意识到自己果然又有了一个新的妊娠症状。

　　怀孕之前，我对孕期皮肤表皮变化的了解仅限于妊娠线，就是准妈妈肚子大了以后肚子中间会出现的一条穿越肚脐的竖线。这条竖线似乎每个孕妇都有，深浅因人而异，所以当我自己也有了这条线时，我并不在意，毕竟这线长在不外露的皮肤上，且产后就会自行消退。但是当我意识到我腋下的黑色素沉淀已经严重影响到我的穿衣美观时，我的内心还是有一点介怀的。那时正值夏天，孕期严重怕热的我出门永远是吊带或者短袖连衣裙，但因为黑色素的关系，我最终不得已换上长袖，那些我特意为孕期准备的美美的吊带裙，只能被我收进衣柜，那其中的大部分，我至今都没再穿过。

读到这里，有些准妈妈可能会疑惑，妊娠线和腋下的黑色素沉淀算得了什么呀，生完不就没有了吗？是的，我也曾这样想，这些只不过是孕期短暂的生理变化而已，但是很快我又发现除了黑色素沉淀之外我身上的另一个痕迹，这个痕迹面积更广，持续性更强，直到我正在打字的此时此刻，我跟它的抗争还没有结束。

我的身上长了很多扁平疣。

扁平疣这个名字，我在孕前从未听过，直到了解了这个疾病，我才意识到它有多麻烦。扁平疣是由人乳头状瘤病毒（HPV）感染引起的一种皮肤疾病，具有一定的传染性，会通过直接或间接接触患者的患处而导致传播。这种皮肤症状可能会突然起病，多发于面部、脖子、手背、手臂，表现为大小不等的扁平丘疹，轻度隆起，表面光滑，呈圆形、椭圆形或多角形，可密集分布，或呈线状排列，一般无自觉症状，部分患者可能会自觉轻微瘙痒。扁平疣属于慢性疾病，可持续多年，有些患者可能自行好转，有一些则需要通过冷冻或激光治疗来消除。

而孕妇孕期长扁平疣，多数是因为在妊娠期自身抵抗力低下或紊乱。值得庆幸的是，扁平疣不会影响胎儿的生长发育，但如果要激光治疗，为防止对胎儿产生不良影响，准妈妈必须要等到产后才可进行。

扁平疣还有一点令人格外注意的地方，就是其与 HPV 的关系。HPV 是人乳头状瘤病毒的简称，人得了扁平疣通常意味着感染了 HPV，而 HPV 本身又是诱发宫颈癌的因素。但是 HPV 有很多种类型，只有高危型 HPV 才会引发宫颈癌，低危型 HPV 感染只会让患者皮肤出现疣状损害。所以只要提高自身免疫力，身体内部的 HPV 病毒自会被清除。

至于我为什么会在孕期染上扁平疣，这个问题我现在也没有找到答案。我的家人，包括杰瑞、我爸妈、我公婆，都没有人有这种皮肤疾病，我自己也奇怪到底是被哪里传染来的。我强烈怀疑我被传染的时期应该是早于孕中期，因为当我第 27 周发现自己身上有扁平疣时，那些暗红色的小点点已经是成熟地分散在我的肚子上了。

幸运的是，我的扁平疣只长在了肚子上，前胸也有零散的几颗。我的面部、手背、臂及其他裸露在外的皮肤上都没有。但是即便只在肚子上，也够让人头疼的了，几百颗大大小小米痣一样的黑点，散落在肚皮及侧腰上，虽然远看看不到，但是近看还是会让我产生不适。更可怕的是，扁平疣在人体自身也有传染性，长了一颗就会在旁边有第二颗，不知道什么时候，第二颗周围也会跟着有了三四颗。虽然当下我只是肚子上的皮肤被感染，但不等于说接下来的一段时间我身上的其他部位不会长。如果有一天我的脸上、胳膊上也被传染了，那就真的是欲哭无泪了。

时至今日，我的女儿已经 15 个月，我身上的扁平疣仍然存在，并且每过几个月，我都会发现周围的皮肤上又冒出来几颗。我在产后 8 个月左右的时候去做了冷冻治疗，即通过液态氮喷在扁平疣上，让它们自动坏死而脱落。整个治疗时长不超过一分钟，但是接下来的几个小时，我的肚子就感受到像火烧一样灼热的疼痛感，疼到我甚至直不起腰。一个多星期后，被液氮喷过的扁平疣有一部分自行结痂脱落，也有一些顽固的现在仍然在我的身上，不仅如此，现在我的臀部也已有了零星的几颗。这种"野火烧不尽，春风吹又生"的生长状态，已经让我与扁平疣的抗争产生了倦怠，毕竟只要身上还留有一颗，就会有新的长出来。

现在的我已经做好了与扁平疣终生抗争的心理准备，希望未来有一天，我能最终将其消灭干净吧。

28—29周
孕晚期的笨拙

第五次产检门诊咨询：体重、血压、产科检查、孕期咨询、宫高

化验项目：尿糖、尿蛋白、尿酮体、人类免疫缺陷病毒I+II、梅毒筛查、乙肝表面抗原、静脉抽血、多普勒听胎心

彩超项目：B超（脐血流检查、S/D值计算、胎儿体重）

体重：69.5kg

第28周来到，我终于进入孕晚期。

同每一个期待新生命的准妈妈一样，我在进入孕晚期的那一刻，真正感受到即将迎来我与我的花生宝贝第一次见面的兴奋与焦灼感。

因为孕晚期胎儿生长发育速度加快，孕妇的身体状况也瞬息万变。从第28周开始，我的产检由原来的每月一次改为每半月一次。

第28周的最后一天，孕晚期的第一次产检，我在B超室又同我的宝宝见面了。一个多月未见，ta长大了好多，也越来越有小人

儿的模样了。我一边笑着盯着屏幕上动来动去的小家伙，一边听B超医生告诉我宝宝发育得很好，体重和身长都刚好符合我的孕期。另外，医生还用八卦的口吻，问我和杰瑞的身高分别是多少，在得知我176cm，杰瑞183cm以后，医生点点头，跟我说道："怪不得，看你家孩子是个大长腿。"

听完这话，我的心里又美了一圈。

B超报告同以往一样，简明扼要地说明了胎儿目前的发展状况："单胎宫内妊娠，目前处于臀位。胎儿测量值为：双顶径6.8cm，头围27.2cm，腹围25.3cm，股骨长5.7cm。这些参数对应的超声胎龄为29周零1天，估计胎儿体重为1402±205g。胎盘为后置，外观为2级。羊水在正常范围内，AFI测量值为13.5。四腔心脏结构可见，胎儿的心脏活动记录为正常心率，腹壁完好无损，并有胃泡、肾脏、膀胱和脐带插入。无脑积水的迹象，三血管血流模式正常。可见胎动，S/D指标为3.4。"

这份报告看起来一切正常，但却有一个隐患藏于其中。这个隐患最终在第37周时被确认为是一个"定时炸弹"，改变了我整个的妊娠计划。

我的产检医生对我上一个月糖筛以后整体的抗糖计划非常满意，尤其在得知我的体重不升反降后，告诉我如果能一直按照这个饮食和运动规律的话，我就可以不用每天都测4次血糖了。我可以先递减为每天空腹和晚饭后的两次，等观察一段时间，确认自己不会再高糖高油后，就可以戒掉血糖仪了。

听到这个消息的我内心其实并没有什么波动，因为我早已习惯了那一套健康无比的孕期抗糖生活作息，我的血糖一直都被我控制在红线之下，此时血糖仪对我的用处已不大。

除了对我孕期继续抗糖的多重嘱咐，医生还给我一个孕晚期的新作业——数胎动。

数胎动是每一个准妈妈在孕晚期都要迎来的一项重要任务。胎动会反映出宝宝在子宫里的安危状况，一旦胎动异常，就很有可能代表宝宝正在缺氧。通常如果胎动减少甚至消失，那么宝宝的胎心在24小时内也会随之停止跳动。数胎动事关宝宝安危，准妈妈必须要每天坚持，重视胎动计数，因为胎动的每一次异常都有可能是宝宝正在发出的求救信号。

数胎动的方法看似复杂，但如果每天三遍地重复下去，每一个准妈妈很快都会烂熟于心。首先每天要选择在固定的时间，早中晚各一次，时常一小时，孕妇取侧卧位或者坐位，将手放在肚子上，注意力集中，静静感受每一次胎动，然后开始记录胎动次数，每小时3～5次为正常，5分钟内的连续胎动算作一次，最后将早中晚3次的胎动数量相加再乘以4，就是12小时的胎动数。胎动异常的范围，没有上限，只有下限。正常情况下，每12小时的胎动数应大于30次，如果一小时内宝宝的胎动数小于3次，两小时内胎动数小于10次，那就代表宝宝已经开始缺氧，这时候准妈妈应当立即就医。

当天晚饭后，我立刻就开始了第一次数胎动。然而当我坐在床上摆好姿势，告诉家里人不要来房间打扰，然后独自一人在安静的屋里开始计时一小时，默默感受肚子里的每一个微弱动作时，我忽然意识到这个任务对于我来说有点困难。作为家中最坐不住，最爱没事就四处游荡的好动分子，每次一小时，一天三小时一动不动、一言不发，让我无法忍受，而不能看电视看手机，全部注意力放在胎动上这件事，更是让我有点熬不住。再加上我们家那位排名第二的好动分子时不时就会趴到我的身边刷存在感，吸引我的注意力，我的数胎动任务更是变得难上加难。

　　好在科技改变生活，懒惰使人进步，我马上就在网上找到一款可以替我解放大脑和双手的胎动仪，不但每次只需要 20 分钟，可以连接 App 实时观测，还能连线专家进行胎动曲线分析。这个小小的胎动仪帮了我的大忙，被我随身携带，在孕晚期的十几个星期里一直伴我左右，每天三次帮我记录宝宝的所有胎动轨迹，直到生产。

　　现在的我有时拉开抽屉，无意间瞥见角落里那个小小的金属圆片时，会怀念起那段日日静坐在床上感受胎动的日子。

　　因为怕孕晚期到来后因为身体不便被困在家里，我在这两周频频要求杰瑞陪我出门走走，颇有一种黎明前狂欢的意思。我们去逛了公园，压了很多马路，还去电影院看了电影，只可惜电影看到一半，估计是声音太大吵得难受，花生小朋友一个劲儿地踹我的肚皮，我和杰瑞只得中途离开电影院。

　　第 28 周的周日我们跑了一趟潘家园遛弯儿。我在怀孕前就常常和杰瑞去潘家园闲逛，因为我们两个都喜欢搜罗一些稀奇古怪又颇有年代感的小玩意儿，更喜欢蹲在一个个琳琅满目地摊儿前感受老北京的那股烟火气儿。我们俩在潘家园的战利品独占家中书柜的一小格，它们的种类之繁多，年代跨度之久远，都曾让我们的朋友啧啧称奇，其中包括但不限于一个卖家大爷说是西周，我们看上去是上周的青铜迷你小方尊。一本书皮都掉了的1948年5月出版的《穷人》，我们被书名深深吸引，买回家后当杰瑞第一次打开准备研读时，就被满页密密麻麻没有标点符号的竖版文字差点惊瞎双眼，立刻合上与之告辞。还有一本我还价到10块买来的1961年北京科学教育出版社出版的《炸药学》，一本我连目录都看不懂，第一篇概论我只看懂了第一行，内页不知被哪位长者写了很多笔记的奇书。

而这一次的潘家园之行，给我印象深刻的不是我们又发现了什么好玩的物件，而是园里热情的北京大爷大妈在看到一个大肚子的孕妇后的幽默与热情。

估计是潘家园里很少有孕妇出没，再加上正值酷暑，我一进门，就被坐在门口马扎上卖书的大妈们一阵围观与议论：

"瞧这大姑娘，从后边儿看哪像是怀孕的啊，哎哟这大高个儿，生个孩子也矮不了。"

"那肯定的啊，看他俩那个儿，姑娘你有一米八吧，哎哟这天儿够热的，你可别中暑了。"

"你看她也没胖多少，真看不出怀孕，肯定是男孩儿。"

大妈们一边盯着我和杰瑞，一边叽叽喳喳地说着。北京大妈们，一旦找准一个话题，那就像是泄了洪的大坝，收都收不住。我被看得有点不好意思，只能嘿嘿两声，一边附和一边转身往旁边走。

过了一会儿，走到有大顶棚的字画区，窄窄的过道两旁都是一间一间的小铺子。夏日午后，本来就容易困乏，卖字画的大爷大妈们靠在椅子上，要么半眯着眼打盹儿，要么低头看手机。我俩像往常一样，从过道一排一排地晃悠过去，不知道怎么的就被一个大爷捕捉到了。大爷抬着下巴，努着嘴，扯开了嗓子：

"哎哟瞅这俩人，这怀的男孩儿，一看就男孩儿。"

过道上的宁静瞬时被打破，旁边格子铺里的大妈们抬头瞅见我，立刻接上了话茬：

"小伙子你有福啊，你真有福，这保准给你生一大胖小子，生一高个儿。"

"哎对，当时我们家侄媳妇儿怀孕的时候，就……"

我和杰瑞仍旧不作声，埋头向前走。我一边走一边觉得好笑，尤其是在听到他们说我怀的是一个大胖小子以后。不知道那些大爷大妈们何来的兴趣与热情，如此热衷猜测一个孕妇肚子里孩子的性别，并能言之凿凿给人断言男女，那眼神儿好像比医院的B超机器还准。

不过关于怀孕时孕妇的身体特征与胎儿的性别有关这一论断，我在孕初期就有所耳闻。其中最有名的几条莫过于：

1. 酸儿辣女；

2. 孕妇皮肤好，怀的是女孩儿，反之是男孩儿；

3. 孕妇如果走路灵活，怀的是男孩儿，反之是女孩儿；

4. 孕妇孕肚尖，怀的是男孩儿，反之是女孩儿；

5. 胎儿胎心快是女孩儿，反之是男孩儿。

在我刚刚了解到这些判断胎儿性别的"小知识"时，也曾深信不疑，并悄悄拿它们跟自己的孕期反应做对比。我在孕初期的一段时间，曾特别爱吃酸的，以前尝都不会尝一口的酸苹果，我没事就想拿起来咬一口，吃饭还特别爱放醋。因为这一特别明显的口味改变，我那时一直在心里犯嘀咕，自己怀的是不是男孩儿？后来随着孕周变大，我脸上的皮肤曾经一度崩坏，尤其是下巴，此起彼伏地冒了好多红痘痘，那时候又有人跟我说，我皮肤这样应该是因为怀了男孩儿。

这些接二连三的特征，曾经真的差点迷惑了我。

但事实是，我肚子里的花生小朋友是个女孩儿，是一个特别乖巧可爱又机灵的小姑娘。

所以说，所谓的通过孕妇特征辨男女，是真的没有什么科学依据的。孕期准妈妈的身体变化因人而异，也各有不同，如果硬要从中剥丝抽茧般找些什么依据来满足自己对宝宝男女判断的执念，我个人认为这并没有什么意义。有的准妈妈注重皮肤保养，护理得当，孕期皮肤光滑水嫩，这并不代表她怀的就一定是女孩儿。有的准妈妈孕期体重控制得当，到了孕晚期还步伐轻盈到处走走逛逛，这并不代表她怀的就一定是男孩儿。孕肚尖还是圆，跟孕妇的体重、胎儿的体位、胎盘的位置都有紧密关系，而胎心也有可能会随准妈妈自己的心跳快慢而变化。

去潘家园的那天晚上，我和杰瑞躺在被窝里闲聊天，他突然神秘兮兮地对我说：

"我想到了一个特别棒的咱们一家三口的称号。"

我把脑袋伸过去，满怀期待地竖起耳朵等着听他讲。他盯着我，嬉皮笑脸地说道：

"大傻子，二愣子，三蹦子。"

30—31 周
不适感加重，
颈纹锁骨纹激增

第六次产检门诊咨询：体重、血压、产科检查、孕期咨询、宫高

化验项目：尿糖、尿蛋白、尿酮体、多普勒听胎心

体重：69.8kg

第 30 周，恰逢国庆节假期。往年的这个时候，我和杰瑞总会一早就把 7 天假期计划好，尽情吃喝，纵情享乐，然而今年的假期游乐计划却只能因为我的大孕肚而落空，因为我孕期的种种不适感又加重了。

我每天都会感到身体疲乏，没有精神，爬楼梯渐渐会气喘吁吁，偶尔还胸闷。更难受的是，我的睡眠质量每况愈下，不但难以入眠，夜里也会因为每一次翻身而醒来，再加上宝宝在肚子里几次把我踹醒，频繁地去上洗手间，我整个人的精神都饱受摧残。

到了孕晚期的时候，准妈妈们通常都会被告知睡觉时需要左侧卧，那是因为此时增大的子宫会不同程度地右旋，孕妇如果仰卧或

右侧卧，子宫将压迫下腔静脉，不但影响胎儿供血，使胎儿宫内缺氧，还会导致准妈妈自己下肢浮肿甚至胸闷气喘。

但是一整夜维持一个左侧卧姿势，不但身体难受，心脏也被压疼。本来就已经到了漫漫长夜苦不能熬的时候，还要忍受这样的身体折磨，我已经快到了难受的极点。于是在第 30 周产检时，我向医生提出能不能仰卧和右侧卧睡的问题。医生听后很明确地告诉我，所谓的左侧卧不是指身体必须与床呈 90 度角垂直地躺下，而是只要孕妇的右侧腰下面稍稍垫起一个小枕头，让右侧身体比左侧稍高出一点即可。但是如果孕妇早已习惯了仰卧或右侧卧，在保证胎动正常和自己舒适的情况下，也不必勉强自己，可以像往常一样按照自己喜欢的姿势入睡即可。

听完这席话的当晚，我就四仰八叉地躺在床上进入了梦乡。

虽然已没有力气去尽情欢度国庆，我和杰瑞还是尽量选择在闲暇时出门走走，放松心情。夏末的北京，酷暑消退，凉意稍稍袭来，正是最舒服的时候，我们两人去了南锣鼓巷，在熙熙攘攘的人群里和沿街商铺的叫卖声中慢悠悠地闲逛，又到了颐和园，在昆明湖边柳树下的石凳上看十七孔桥。

我至今还记得那几日我们看过的湖光山色和沿街风景，但更让我怀念的，是那几日我挺着大孕肚，站在街上享受别人惊讶眼神的景象。

孕期 30 周的我，肚子已经大得格外显眼，再加上连续几周有效的体重控制，我自认为此时的自己已经到达了一个孕妇最有母性光环且光彩照人的状态。女性的美多种多样，最普遍的是高挑纤瘦之美，还有丰腴性感之美，有的美来自女性骄人的外貌，有的美则由女性举手投足间散发，而我通过怀孕，也发现了一种美。这种美不以身材取胜，也不一定有夺人眼球的皮囊，却因为独特的母性光环而显得特别神采奕奕，尤其是高挺的肚子，无时无刻不在散发着一种温柔又恬静的气息。

人们都说女人一旦当了妈妈，整个人的性格都会改变，我对此深有体会。随着肚子的日益增大，我觉得自己比以前温柔、坦然了很多，看待事物的角度不再似从前刁钻，也更容易与别人共情，这大概就是肚子里的宝宝带给我的额外礼物吧。

所以，为了珍惜这为数不多的珍贵孕期之美，我尽量让自己每次出门时都打扮得体，光鲜亮丽，或许是因为这少见的孕期状态，每次在街上我都会吸引一众过路人的目光。作为一个在大学时就已经日日化妆的爱美人士，我从孕期的第一个月开始，就没有放弃过对美的追求。孕早期身材变化不大时，我依旧像往常一样穿衣打扮，等到了中晚期孕肚明显后，我就额外喜欢穿那些稍紧身的连衣裙了，因为我一直觉得，这种状态下准妈妈的身材虽然算不上玲珑有致，但也因为那独特的曲线而更显女性魅力。

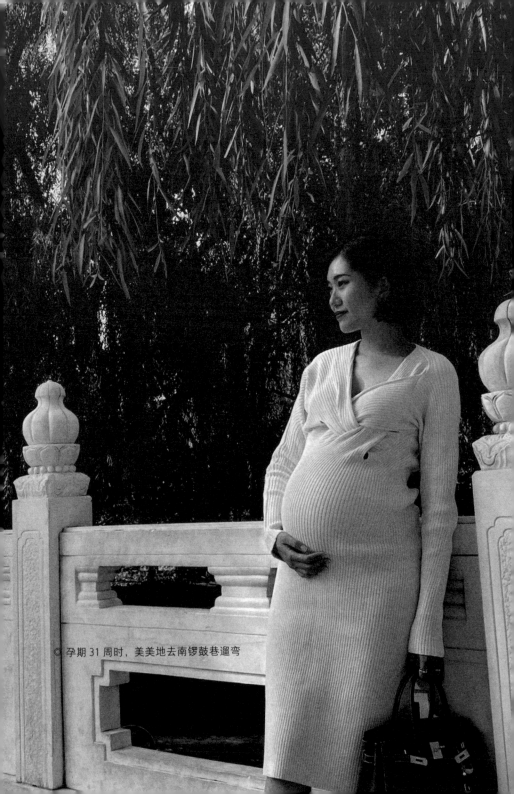

© 孕期 31 周时，美美地去南锣鼓巷遛弯

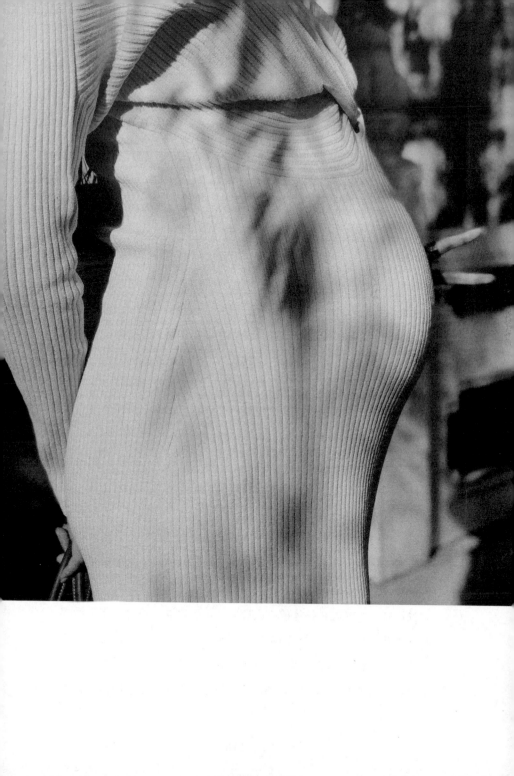

以前信息闭塞时，曾有关于女性怀孕期间是否能化妆的争议，那时的人们怀疑化妆品里的有害物质会通过皮肤渗透进女性的体内，伤害胎儿，以至于很多准妈妈哪怕仍有追求美的心，却为避免别人的非议，选择放弃化妆，甚至不使用任何护肤品。这些在我看来，简直就是对女性自我意识的抨击和摧毁。化妆品中的化学物质是否对胎儿有害这件事，本身就没有任何的科学文献去证明，而有害物质能渗进皮肤，进入孕妇体内到达子宫，听起来更是让人啼笑皆非。面霜和精华只会在皮肤表层进行保护，粉底和眼影只能短暂地在脸上留下痕迹，口红更不是"生化武器"。孕期的准妈妈们因为体内激素的紊乱，本来就容易皮肤状况变差，如果再没有任何护肤品和化妆品来进行保养和修饰，那皮肤在分娩后会呈现出怎样的状态，实在是不敢想象。

　　所以我一直认为，孕妇只要使用正规途径购买的护肤品和化妆品，对身体就不会有任何损害，对胎儿产生影响更是无稽之谈。没有任何人可以以任何名义去剥夺一个孕妇追求美的权利，也没有任何人有任何资格去干涉和非议。准妈妈无论在孕期经历了何种生理和体型变化，只要自己愿意去保持那一份精致和对生活的热爱，那就没有理由放弃自己。更何况，孕妇在孕期最重要的就是保持心情愉悦，做一个漂亮、得体的"大肚婆"，远比邋里邋遢、蓬头垢面要让人开心得多，肚子里的宝宝感受到妈妈快乐的心情，也会因此而高兴。没有人会深究和在意一个放弃身材管理、不修边幅的孕妇在背后经历了多少孕期的辛苦，大家只会记得那个在孕期仍旧充满自信，开朗积极，神采奕奕的漂亮准妈妈。

正是因为怀着这样的想法，我在整个孕期中，只要时间允许，从来没有让自己陷于不修边幅的境地。日日护肤，偶尔面膜，出门化妆，是我在孕期的常态，我不但要尊重这个特殊时期的自己，要尊重此时日日陪伴在我身旁的丈夫杰瑞，更要给我的十月孕期留下一个美满又漂亮的回忆。

就在我以这样的心态来面对我的每一个美好孕期日时，我突然又发现了身体上的一个变化，这个变化同扁平疣一样来势汹汹，不但在外貌上给我造成影响，还在我的产后持续存在，至今没有得到解决。

我长了颈纹，很深很深。

除了颈纹，甚至还有锁骨纹，很深很深。

孕期长颈纹这事儿，我在孕前也是闻所未闻，我所有有过生育经验的朋友们也未与我提及过，所以当31周的我站在镜子前，突然发现脖子上两道深深的沟痕时，我着实被吓了一跳。我知道颈部的皮肤本身就非常薄弱，因为汗腺很少，分泌的皮脂也少，所以颈部皮肤特别容易干燥。我从小脖子就有浅浅的痕迹，为了防止颈纹的出现，每晚的护肤步骤里一直坚持涂颈霜，而整个孕期我依旧没有放弃过脖子的护理。即使是这样的严密守护，我也没能在孕期阻挡住颈纹的到来，甚至还在脖子下面的锁骨处，也横向生长了好几道又长又深的"沟壑"。我在网上搜寻了各种资料，发现有很多准妈妈与我有相同的经历，却没任何科学依据对此做出解释。我可以理解由于孕期生活无聊，孕妇有了更多的时间去看手机，颈部的皮肤随之受到压迫，产生颈纹，但我不理解为什么锁骨上方也会长出纹路。

直到今天，我脖子和锁骨上的纹路依旧存在。我明白对于已经生长出的颈纹，除了医美，没有任何的外用护肤品能把它消除。我任由它们留在我的脖子上，作为我曾经生育过的一种印记，或许将来我实在看它们不顺眼，也会借用外力把它们除去。

怀孕对于每一个热爱生活的女性来说都是一次涅槃，它在赐予你新生命的惊喜的同时，也会从你身上拿走一部分作为交换。有人面对的是容颜老去，有人面对的是身体磨难，有人为自己精力的不再充沛而妥协，也有人为情感上的崩离而神伤。在这些因怀孕而有的负面经历中，我自知自己已是非常幸运的一个，我没有意图要去抱怨那些身体上的痕迹，也没有必要去深究那些变化的原因，因为我知道，比起新生命的顺利降生，所有的一切都不值一提。

第七次产检门诊咨询：体重、血压、产科检查、孕期咨询、宫高

化验项目：尿糖、尿蛋白、尿酮体、多普勒听胎心

彩超项目：孕晚期胎儿超声复查

体重：69.8kg

　　新的两周到来了，我的身体同前两周一样，并没有太大的变化，唯一引起我注意的是，我的胸或许是因为催乳素和孕激素分泌的原因，变得比以前大太多了，偶尔还有泌乳。从小就是"一马平川"的我，终于在做了母亲之后，感受到一回大胸的体验。我觉得自己无时无刻不在被这沉重的前胸所限制，偶尔还会感到一阵胀痛。更让我担心的是，我原本瘦小的胸由于在短时间之内快速胀大，被撑得青筋都显露了出来，一条条蓝绿色的血管透过皮肤，四处张开延伸到我的锁骨处。每次照镜子观察它们时，我都担心我的胸随时要爆掉了。

　　我的控糖饮食仍在继续，饭后快走一直坚持，身体依旧容易疲

乏，夜晚还是常常醒来，胎动仪每天三次帮我做着记录，肚子里的小家伙像往常一样没事就咚咚给我两脚。闲来无事时我会使劲地按几下肚子，期待着像网上视频里看到的一样，可以得到肚子里宝宝的回复，但从始至终花生小朋友都没有理过我。

一切风平浪静，此时的没有消息，就是好消息。

第 32 周的产检一如从前，B 超显示，宝宝正完美地按照生长曲线发育着。医生在看到我连续一个半月体重没有变化后，深知我为此付出了多少努力与辛苦，给了我非常大的肯定与鼓励。

产检过后没几天，我终于迎来了期待已久的孕照拍摄。怀孕前我就曾经看过一些网上的孕期艺术照，里面的准妈妈们一个个神采奕奕，浑身散发着母性特有的光辉，给我留下极深的印象，所以当我自己终于要成为孕照的女主角时，我心潮澎湃。

拍照前我曾在脑海里给自己设计了无数套方案，有"家居平易近人风"，有"裸身大胆新潮风"，有"王冠翅膀一通戴奢华无比女王风"，还有"与老公相拥而坐其乐融融小清新风"，在经过一系列挑选和考量后，我最终决定，在昏暗的灯光下，单色背景版上的一个侧面剪影，就足以表达我的整个孕期感受了。

因为疲于长时间坐车去摄影工作室，我把工作室的人请到家里。当天一早，化妆师、摄影师就位，我在梳洗打扮后，终于站在照相机前。整个拍照过程非常顺利，摄影师成功拿捏住了我想要的孕照的感觉，并在我每次表情僵硬有些不知所措时，都及时给予指导。

正当我拍完坐在一旁休息时，一直站在角落里的杰瑞兴冲冲地跑过来，拿起手机对我说：

"给你看看我刚才拍的你。"

他的手机相册里密密麻麻，用手指一滑，都是刚才拍照时我的一颦一笑。有的是我拍照摆姿势间隙时害羞的表情，有的是我拍累了耸肩靠在一旁偷懒的样子，有的是我与化妆师交谈间仰头大笑的动作，还有的是我低头看照相机里刚拍过的照片时聚精会神的神态。

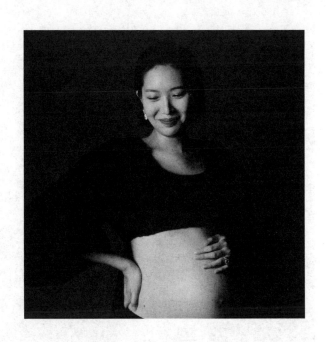

◎拍孕照时，杰瑞镜头下的我

123

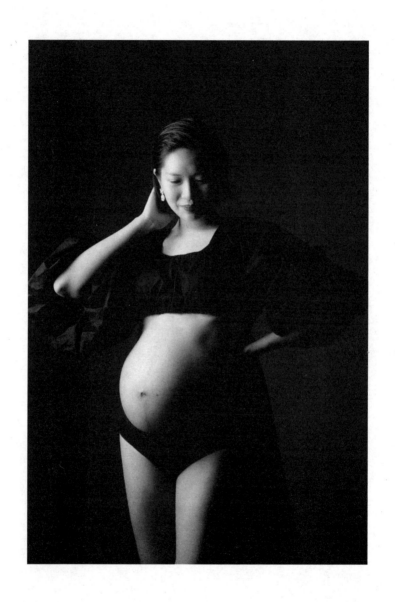

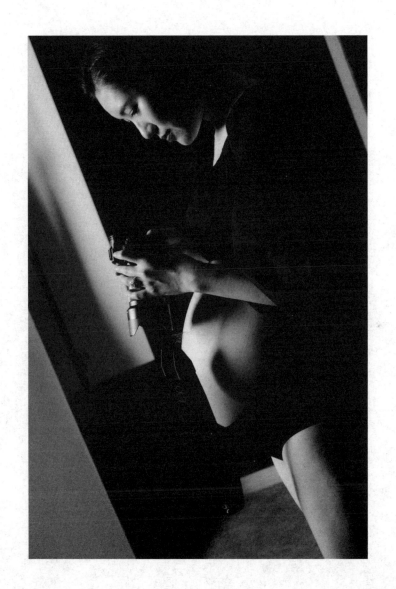

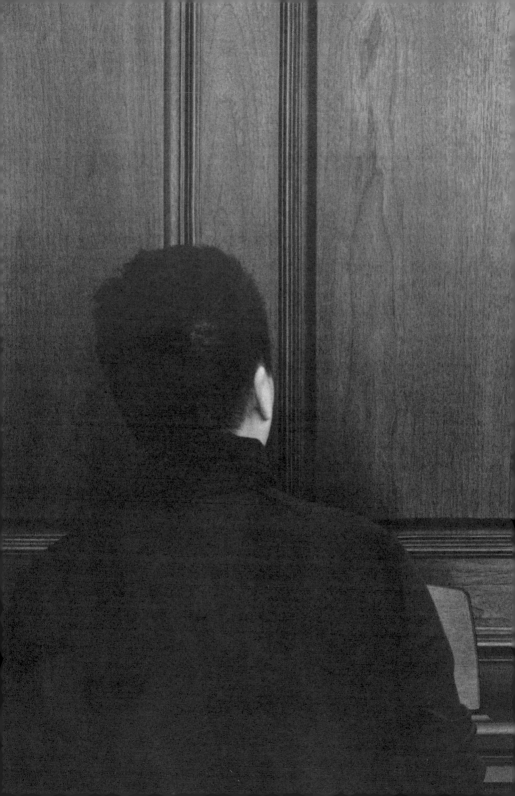

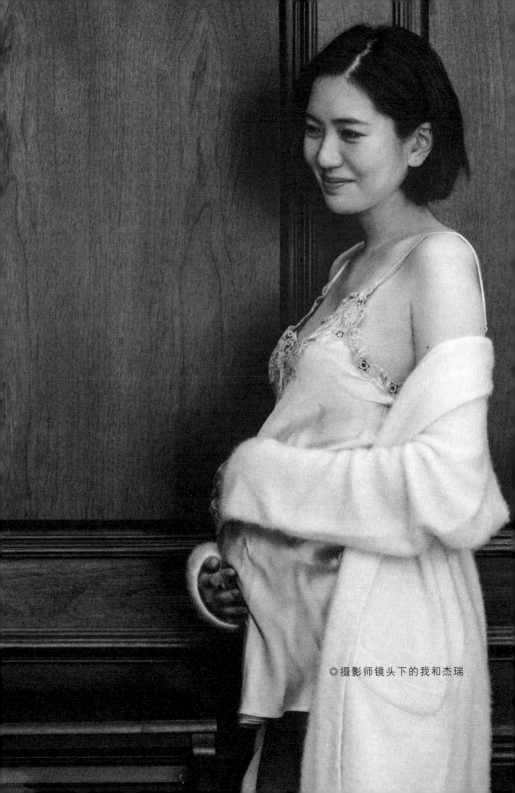

©摄影师镜头下的我和杰瑞

我顿时想到了那句诗："你站在桥上看风景，看风景的人在楼上看你。明月装饰了你的窗子，你装饰了别人的梦。"

从我与杰瑞相识的那一天，到今时今日我怀着我们共同的宝宝，站在他的面前拍孕照，这一切确实像是我的一场梦。

说起来怪不好意思的，我和杰瑞相识于网络。一个在温哥华日日百无聊赖的校园女孩儿，有一天收到一封来自国内陌生人的私信，私信上的文字同所有跟网上女孩儿搭讪的开场白没有什么不同，却因发件人的那张帅气头像而显得有些特别。从未有过任何感情经历的傻姑娘，一时被"色相"所蒙蔽，开始充满好奇地给这个陌生人回信。一来二去，两人渐渐熟悉，并相约在女孩儿回国后的某一天见面。

然后，在我 20 岁那年春天的一个午后，在北京东四北大街钱粮胡同里的一个宠物医院中，我第一次见到了杰瑞。因为前一晚刚刚作为志愿者照顾了一整夜的流浪狗，杰瑞整个人看起来疲惫不堪，脸上虽然憔悴但在当时的我看来却还透着点颓废的帅气。就像是电视剧里精心设计过的桥段一样，我的心由此被这个善良又阳光帅气的男孩儿带走了。

故事的开头总是美好的，我们曾在北京深夜的大街小巷相拥相吻，曾在青岛栈桥的海风中依偎聊天，也曾在温哥华北温的海浪中开着游艇快意驰骋。两个刚刚 20 岁的年轻人，此时并未想过未来的生活将会如何，因为眼前恋爱的甜蜜已经让人沉醉，但是沉醉过后的清醒时分，扑面而来的种种现实问题又将他们击碎。那时已全家移民去加拿大的我，已经基本确定了未来的人生将在异国度过，而彼时的杰瑞刚刚结束了10年的加拿大生活，已经随父母回到国内。我们两人就像是两条相交的直线，仅在交点处有短暂的汇合，又要马上分别，各自回归原本的那条路线。

无尽的争吵最终解决不了异地问题，那时年轻的我们没有任何资本能携全家之力为对方妥协，无奈之下只有分手。我人生中的第一段感情就这样在一年后宣告结束，删掉了关于他的所有信息和联系方式后，杰瑞从此在我的世界里消失，有如石沉大海。

时光荏苒，8年沉沉浮浮的生活一闪而过。这些年间，我迎来送往地与无数人相交相识又回归沉默，就像是经历了一场场宴席，就算席间闹得再欢畅，最终的结局也总是曲终人散。大概是喧闹过后的沉淀让人忍不住回忆过去，又或许是心里的一个地方一直有一扇门为某人敞开，我在过完28岁生日的某一天，拿起手机，给我20岁第一次爱的那个男孩儿发了一条信息。

信息栏里很快有了回应，就如同8年前我们刚在网上认识时那样，我们由试探开始，后来就慢慢转为热烈交谈。在一条条信息中，我们小心翼翼地确认彼此是否还是8年前的那个人，也在一通通的电话中，重新认识经历了8年时光后的彼此。我强烈感受到电话那头那个曾经热情又善良至极的少年一点没变，岁月让他多了几分成熟与淡定，却仍保留了他内心孩童般的天真与腼腆。

直到有一天，当我看到杰瑞发给我的信息里的"回来吧"三个字时，我知道这一次我们再也不会错过彼此了。我在加拿大辞了职，收拾好行李，与那个我生活了 10 年的异国城市告别后，登上了回国的飞机。下飞机后，我拖着行李走出海关，在摩肩接踵的接机人群中一眼就看到了那个陌生又熟悉的他，他胖了，胖了好多，胖得有点可爱。

接下来的爱情故事发展得迅速又炙热，我们在短短的几个月里确定了彼此的心意，很快就见了家长，并在同一年的末尾注册结婚了。

我和杰瑞的感情在我们的朋友圈里被视为传奇，8 年前的初恋，8 年后的重逢，8 个月之内领证。有人说我们算闪婚，我说是，我们在重新认识后的短短几个月内就进展飞速，最终持证上岗。我说也不是，我们在 8 年前就已经了解了彼此，8 年的时间可能会改变一个人的性格、外貌、喜好，但却改变不了内心最本质的人性与追求。这 8 年间，我本以为他同我一样，把对方埋在心里看不见的地方，但是重逢后我才知道，他在北京的车牌号是我的生日，他收藏的酒的编号是我的生日，他的手机里有我这几年在社交网站上的照片，他一直留着我们曾经闲逛时随便买的小宝宝的鞋。

我的朋友曾经问我："你的胆子也太大了，你真的了解这个人了吗就结婚？"是的，我和杰瑞结婚前从来没有跟他长时间一起生活过，我们甚至不了解彼此的生活习惯和喜好，就是凭着爱情二字，我们走进了婚姻的殿堂，并在婚后生活中找到了相处的乐趣和点滴的幸福。这其中除了一点点运气，更多的是我们因为深知 8 年后的重逢有多么来之不易，而格外珍惜彼此。磨合最终变成默契，新鲜最终铸成永久。

结婚第二年，我们就这样迎来了我们的宝宝。前几十个孕周的生活我已在前文一一呈现，后几周的时光我也将娓娓道来，这十个月的辛苦与劳累，我虽是一人在承受，但杰瑞自始至终都陪伴在我的身边。他目睹了一个女性要为生育付出的所有，见证了一个新生命从无到有再逐渐成长的全部，他虽然不能亲身体会，甚至做不到感同身受，但我明白，他在尽全力参与其中。

或许每一个母亲都曾抱怨过，怀孕对于女性来说不只是艰辛，更是委屈。为什么男人只需要一瞬间就可以完成做父亲的使命，而接下来的十个月却全部要女性独自承受。我们经历了昏天黑地的孕吐，胆战心惊的保胎，小心翼翼的起居，处处受限的饮食，还要遭受身材走形、体质变差、容颜变老，甚至付出生命的代价。一个女性因为生育过而被称为伟大的母亲，但这其中的伟大之处并不一定是我们想要的，而是万年的人类进化与自然赋予的。我们虽然愿意成为母亲，与爱的人孕育新的生命，但面对各种孕期和分娩时的突发状况，我们也深感焦虑和恐慌。

我曾在孕期身体遭受痛苦时几次濒临崩溃，也曾对着杰瑞大哭，质问他为什么可以袖手旁观，完全无法与我感同身受。每每此时，杰瑞都手足无措地站在一旁，像个做了错事的孩子，除了给我一个安慰的拥抱，别无他法。冷静下来，我看着在我旁边晃悠来晃悠去，总想找点事情做让我开心的杰瑞，心里顿时有一丝丝释怀。从我得知自己怀孕的那一刻起，我的身边人都把我当作大熊猫一样，尽可能给我支持和关怀。我的公公婆婆因为常年不在北京，只能三天两头地给杰瑞打来一通通电话叮嘱他要好好照顾我。杰瑞自己的工作很忙，很多事情都要参与其中，要跟很多不一样的人打交道，也要处理各式各样的工作状况，但不管再忙再累，再大压力，他也尽力不把工作中的情绪和烦恼带到我和宝宝面前。每天下班回家，打开门对我歪头一笑，然后走过来抱抱我，问我今天和宝宝过得好不好的那个人，永远都像是那年在机场接我时的样子，大大的眼睛里闪烁着星空般的光芒。

我这个人是暴脾气，平时虽然待人温和，但会把很多怨气和不满放在心里，除非在迫不得已或者无所顾忌的时刻，否则我不会轻易向别人表露自己的不满情绪。但是长时间的压抑和愤懑得不到发泄，憋得久了，总会让人的身体和心态产生变化。作为相识近 10 年的爱人，虽然杰瑞与我日日相伴的日子加起来并没有几年，但他早就洞察了我的这个特点，他知道我爱生闷气，知道我爱着急，知道我心里有委屈不会讲，更知道我不会朝别人随便发脾气，所以他尽可能保证让我在他的陪伴下保持耐心与冷静，更时刻提醒我有什么不高兴一定要同他讲出来，不要憋在心里。每次当我在濒临上火的边缘时，他不紧不慢的一句"你别着急，咱们有话好好说，慢慢说"，就像安慰剂一样让我平静。而睡前的枕边私房话时间，杰瑞也总会告诉我："你有什么不高兴的就说嘛，我们要沟通，你要告诉我"，这句话也总会让我敞开心扉，让我有机会把心里的委屈向他一吐为快。虽然我得到的回复总是一通直男式大道理，但我心里的气也会消去一大半。

因为不能时时在我身边照顾我，杰瑞在工作之余的闲暇时刻，总是给我打来电话，问我在做什么，感觉如何。因为怕阿姨做饭不合我胃口，他尽可能推掉饭局，早点回家给我变着花样地做既好吃又低糖的饭菜。因为知道我平时在马路上走路总是喜欢东张西望，不看脚下，他尽可能每次都陪着我出门，并时时牵着我的手怕我摔跤。因为我爱的这个人给了我全部的耐心、爱心与支持，所以我在孕期就算身体再难受也没有真正感受过绝望。

有的人说，孕期就像是一面照妖镜，会让男人的真面目在这十个月里现形。我自己也听过无数个关于孕期里夫妻崩离的故事，有的人只会一味地指责妻子美丽不再而让人无奈，有的人因为事不关己高高挂起而让人气愤，还有的人甚至不甘寂寞背叛了身怀六甲的妻子。电视剧里那些看似狗血的情节，在这个世界上的每一角落里都有可能上演。我没有权利去对别人的生活指指点点，也没有资格替其他准妈妈们伸张正义，但我唾弃每一个在妻子怀孕时不能尽其所能给妻子呵护的丈夫。我曾在网上看过一个分娩在即的孕妇诉说她在孕期的种种伤心过往，她的丈夫在家里是一个甩手掌柜，对她的孕期生活不闻不问，还把她偶尔的抱怨当作矫情的发泄。每一次产检她都是一个人去医院，甚至有一次在马路上被电动车剐倒被送进急诊，她的丈夫都没有现身。在她的帖子下面有上百条评论，每一条都是一个同样令人悲哀的故事，那些妈妈们有的因为正在经历相似的境遇而哀叹男人有多靠不住，有的已经从糟糕的生活中摆脱。

我在翻看那些评论时，心中也不禁为这些女性感到难过，感叹女人如果真的决定要与另外一半孕育下一代，就一定先确认另外一半是否真的可以承担父亲的责任。我从不相信一个原本不顾家不体贴的丈夫会因为有了孩子而改变，更不相信一对原本就矛盾不断濒临分手的夫妻会因为有了孩子而破镜重圆。孩子本应是爱情的结晶，两个家庭的期盼，而不应该以救命稻草的形式来到这个世界，否则就是对新生命最大的不公平和不负责。

我深知自己非常幸运，能在茫茫人海中找到与自己契合的另一半，并在一切都准备充分的情况下有了我们共同的宝宝。他不能替我忍受孕期身体和心理上的苦，我也不能替他扛下在外打拼的辛劳，在这个家庭中，我们两个为彼此拾柴，替对方取暖，互相搀扶着奔向同一个人生方向。

拍孕照的场景不但泛起了我心中一连串的涟漪，似乎还把杰瑞对我肚子里宝宝的强烈渴望激发了出来。从那天起，这个人就变成了一个严阵以待，期待新生命降临的狂热分子。

我吃完饭打了几个嗝，他就赶忙凑过来问："怎么了怎么了，是不是要生了？"

我因为胎动哼哼了两声，他就赶紧趴过来问："怎么了怎么了，是不是要生了？"

我走路累了坐下休息时，他就连忙跑过来问："怎么了怎么了，是不是要生了？"

我甚至只是放了一个屁，他就抽着鼻子贴过来问："是不是要生了，是不是要生了？"

从那周起，家里的各个角落都回荡着杰瑞的这句话："是不是要生了？"

同我一样，这个人也在日夜期盼着宝宝的到来。我们用爱把巢穴注满，只等那小小的生命破壳而出，在我们的羽翼下肆意成长。我对自己充满信心，对杰瑞充满信心，更对宝宝充满信心，我们的家将是这个世界上最棒最温暖最有爱的家。

34—35 周

入盆，
产前大采购

第八次产检门诊咨询：体重、血压、产科检查、孕期咨询、宫高

化验项目：尿糖、尿蛋白、尿酮体、多普勒听胎心

助产士门诊：指导分娩前准备、介绍人性化产程支持、帮助制订分娩计划、产后护理咨询等

体重：70.6kg

怀孕第 34 周的我，体重仍然保持在 70kg 上下，通过我的抗糖饮食和快步走，这从第 24 周开始就几乎没有怎么变化的体重，连医生看了都连连赞叹。

这 10 周的时间本不长，但在我日复一日清淡又克制的饮食下，又显得那么漫长，再加上长期少吃碳水类食物，我感觉我整个人的心情都为此受到了影响。糖分使人快乐，这话真的一点儿都没错，没有了多巴胺，三餐于我而言只是进食的任务。如果不是因为肚子里的宝宝给予我力量，我肯定不会坚持到现在。

最近几晚，我睡觉时脚会偶尔抽筋，然后疼醒，我知道这很有可能是孕期缺钙的缘故，于是把每天的低脂高钙牛奶量由原本的300 毫升提高到 500 毫升。我在整个孕期除了一直每天服用澳洲的一款含有叶酸的黄金素外，就再没有吃过其他保健品。孕早期时我曾咨询过医生关于孕期是否要药物进补的问题，得到的答案是，孕期可以持续补充含有叶酸的保健品，但其他的营养成分需要在孕妇做过各项检测后酌情添加。钙剂在孕早中期的需求量并不高，如果准妈妈饮食均衡，每天喝牛奶酸奶 300 毫升，就不需要额外添加了，而 DHA 目前被认为对胎儿脑神经发育的帮助并不确切，准妈妈可以酌情添加。因为我从怀孕到现在每次产检时的各项化验结果都很正常，所以就没有再添过其他的保健品。

　　我在网上看过很多准妈妈们分享自己孕期的保健品清单，除了大家常备的叶酸、黄金素外，我还看到过铁片、钙片、维生素 A 或 C、孕妇奶粉以及一些奇奇怪怪的油类等。在这些分享的帖子下面，总是有很多的准妈妈一边向作者咨询这些保健品的日常用量，一边说自己也要赶快买来吃。我对这样的孕期进补心态一直持怀疑态度，因为营养不是吃得越多越好，也绝不能盲目服用，过多保健品的摄入不但有可能对胎儿毫无作用，还有可能因此增加孕妇身体负担，造成某类元素超标，钙片吃多了孕妇会便秘，铁吃多了孕妇会不吸收。我理解准妈妈们为了自己的宝宝能更健康聪明，那种别人都吃了我也要吃，恐落后于别人亏欠了宝宝的心理，但我希望准妈妈们还是要相信自己的医生，相信自己的各项检查结果，根据自身的实际情况理智服用保健品。

这周产检时，医生摸过我的肚子后，告诉我宝宝已经开始入盆了，入盆即代表着胎儿此时已经全身蜷缩，头部通过妈妈的骨盆入口进入骨盆腔，已经在为自己的降生做准备了。第一次生产的准妈妈在入盆后的 2 ～ 3 周内就有可能分娩，这也就意味着再过两三周，我的宝宝就将足月，我要随时为突然临盆做准备。

医生还额外叮嘱我，一定要坚持之前的饮食和运动习惯，并做好每日的数胎动功课。宝宝现在的全身器官基本已经发育完全，接下来的一个月体重增速会加快，并且增加的每一克重量都是脂肪，如果我在最后的一个多月里放纵吃喝，那我不但前期的所有努力功亏一篑，还会因为宝宝体重过大而在分娩时给妈妈造成额外的负担和痛苦。

听过此番话，我用坚定的眼神告诉医生：

"放心吧，我都坚持了这么长时间了，还差这最后的一个月吗？"

见完医生，我又去了助产士门诊接受分娩前的宣教。一个年轻护士拿着纸笔，一条条告诉我各种分娩前兆及应对措施。

通常准妈妈在分娩前会遇到三类情况：宫缩、见红和破水。宫缩是孕晚期每一个孕妇都会常常面对的生理情况，越临近生产日，宫缩会越频繁，如果准妈妈突然感觉到之前一直不规律的宫缩正逐步转为规律的收缩，由每天的几次变为 10 多分钟甚至 5 ～ 6 分钟一次，那就代表着分娩发动在即。见红则是分娩发动前 24 ～ 72 小时，阴道排出的少量血液。见红通常量少且时有时无，还可能会混有一些黏液。准妈妈在遇到见红的情况时，同遇到宫缩一样，不要慌张，可以先在家整理一下衣物，甚至洗个澡，等一切都准备妥当后，便可去医院待产了。

而第三种情况，破水，则是真正的紧急情况。一旦准妈妈发现羊水自阴道流出了，无论是否到了预产期，有没有宫缩阵痛，都必须立即赶往医院就诊，并在前往医院的途中尽量平卧，抬高臀部，避免造成脐带脱落、胎儿缺氧及孕妇和胎儿感染的风险。

当然，每一个孕妇的身体状况各有不同，在临盆之际的经历也千差万别，无论遇到怎样的突发状况，准妈妈都应当牢记第一时间联系医院，在医生护士的指导下进行下一步的分娩准备工作。

从医院回到家的当天下午，我就同杰瑞把我们的个人证件整理好，连同所有生产时需要的物品，一起放在待产包里。因为医院会为我们提供一套完备的产妇所需用品，所以我们的待产包里除了几样换洗衣物和洗漱用的私人物品外，其他的东西并不多。我们把包放在门口架子上显眼的位置，以备随时可以拎走。

34周的那几天恰逢"双十一"临近，这时的我和杰瑞开始面临一个严峻的问题，我们要为宝宝的到来做准备，给家里买很多东西，很多很多东西。

早在第24周的时候，我妈因为对于小宝贝的到来过于兴奋，早早地就给我们买好了婴儿床和婴儿车。最重要的两大件添置之后，我就把购买其他物品的事情暂时搁置了，直到第32周拍完孕照，我才真正意识到孩子的东西该买了，再不买万一哪天 ta 毫无防备提前跑出来，就真的措手不及了。

一个新的生命降临，从吃喝拉撒到穿衣日用，这其中需要的所有物品之繁杂可以想象。作为新手妈妈的我，一想到要事无巨细准备好所有可能会用到的东西，就顿感一个头两个大。好在我的行动力一向不错，从第 33 周开始，我就通过各种网络及线下途径，搜集了很多准妈妈们之前分享的宝宝所需物品，结合自己的实际情况，终于在"双十一"之前整理出一份自认为十分详尽的新生儿物品清单。

这份清单至今还保留在我的电脑里，并在我身边所有未孕待孕及孕中的朋友圈中流传。现在我将其附于下文，希望可以帮到更多的准妈妈们。

宝宝 0 ～ 6 个月所需物品清单

种类	名称	备注
生活用品	身体乳	必备品，小宝宝非常容易得湿疹，身体乳和面霜的使用每天都必不可少
	面霜	
	抚触油	必备品，每次洗完澡做抚触用，不但对宝宝的皮肤好，还可以增进宝宝与爸爸妈妈的感情
	护臀膏	必备品，为避免宝宝红屁屁，每次便后都要用
	棉签	日常消耗品，不但有粗细之分，还有黏性 / 碘伏类更方便使用
	喷鼻液	必备品，通常为海盐水，为宝宝清理鼻涕时用
	纱布牙刷	必备品，日常清洁口腔

种类	名称	备注
生活用品	指甲刀	必备品，小宝宝的指甲生长速度非常快，要经常使用
	体温计	必备品，通常为电子耳温枪
	口水巾	必备品，每天都会大量换洗，建议至少准备10块
	梳子	必备品，通常为柔软的羊毛梳
	棉柔巾	日常消耗品，宝宝专用型比普通家用型纸巾更柔软且不掉屑，需大量囤货
	湿巾	日常消耗品，宝宝专用型比普通家用型湿巾的尺寸更大更厚，且不含荧光剂，需大量囤货
	一次性隔尿垫	日常消耗品，垫在宝宝的屁股下面隔尿用，需大量囤货
	纸尿裤	日常消耗品，需大量囤货
	尿布台	方便妈妈们给宝宝换尿布时使用，不用弯腰，减轻腰部负担，但是使用时限短，等宝宝6个月左右会翻身后，为了安全起见，就不建议再使用了
	洗脸盆	必备品，宝宝专用，需与成人的分开
	洗衣盆	必备品，宝宝专用，需与成人的分开
	洗衣液	必备品，宝宝专用，成分更温和
	洗衣皂	必备品，宝宝专用，成分更温和

种类	名称	备注
生活用品	衣架	建议购买，宝宝的衣物需与成人的分开，避免交叉感染
	婴儿车	必备品，每天都会使用
	婴儿床	必备品，每天都会使用
	婴儿床蚊帐	夏季必备品，物理防蚊比含化学物质的防蚊液更安全
	妈咪包	必备品，日常外出使用
	安全座椅	必备品，为了宝宝的安全，坐车必须要使用
	粘毛器	必备品，日常清洁使用
	小夜灯	建议购买，夜里喂奶使用，可调节亮度，不伤眼睛
	时钟	建议购买，选择夜光大数字类型
	小板凳	建议购买，给宝宝洗澡时使用
饮食	奶粉	依每个妈妈的自身情况而定
	奶瓶	必备品，并需多备几个配套奶嘴
	奶瓶清洗液	必备品
	奶瓶刷	必备品
	外出奶瓶刷套装	建议购买
	奶瓶沥水架	建议购买
	恒温热水壶	必备品，给宝宝冲奶粉，妈妈喝热水使用
	温奶器	如果需要奶粉喂养，则为必备品
	乳头霜	如果是母乳喂养的妈妈，则为必备品
	吸奶器	如果奶水充足或者想要坚持母乳喂养，则建议购买
	消毒柜	必备品，宝宝的物品需要日日消毒

种类	名称	备注
饮食	储奶袋	如果奶水充足或者想要坚持母乳喂养，则建议购买
	储奶瓶	如果奶水充足或者想要坚持母乳喂养，则建议购买
	哺乳枕	如果母乳喂养，则为必备品
	维生素 D	必备品，宝宝从出生后就要天天吃的营养品
洗浴	浴盆	必备品
	水温计	必备品，新手妈妈不了解水温时使用
	浴巾	必备品
	擦头巾	必备品
	沐浴露 / 洗发水	必备品
床上用品	棉纱隔尿垫	必备品，放在床单下面避免尿液渗到床垫里，建议至少准备 4 个
	床单	必备品，每天都会大量换洗，建议至少准备 6 个
	被子	必备品，因为新生儿所在房间的室温通常很稳定，所以不需要买太厚的被子，建议至少准备 4 个
服装	外出服	必备品，依季节而定，通常为包屁衣和连体衣等
	家居服	必备品，依季节而定，通常为包屁衣、蝴蝶衣、和尚服和连体衣等
	包被	必备品，小宝宝出门不穿外套，需包在包被里面
	小帽子	必备品，建议至少准备两顶

续表

种类	名称	备注
玩具	手摇铃	必备品，锻炼宝宝的抓握能力
	安抚玩具	必备品，增加宝宝的安全感
	口咬胶	必备品，满足宝宝口欲期的需求
	黑白/彩色闪卡	必备品，刺激宝宝的视觉发育

整理好清单后，我便在"双十一"到来之际开始大量购物，购物车的订单数甚至达到了三位数。除了上述清单中的必备品，我还给宝宝买了很多漂亮的小衣服小鞋子，只是半岁之前的衣服，我就买了20多件，家里专门为宝宝准备的衣柜一角很快就被塞得满满当当。

当然，除去漂亮的小裙子小外套，我还是象征性地买了两三件男宝宝的婴儿服，以备不时之需。虽然自第21周的大排畸检查后，我就一直默认自己怀的是个女孩儿，家中的各种准备也是按女宝宝配置，但不怕一万，就怕万一。我曾在心里暗暗告诉自己，如果生孩子当天发现我的判断错误，那我也要保持微笑，并把家里粉色的物件挑挑拣拣出来给儿子用。

在如此这般虔诚的期盼下，我相信命运定会让我如愿，赐我一个白白胖胖的女娃娃。

相信很多准妈妈都有过跟我同样的感受，在当了妈妈以后，就特别喜欢给孩子囤货。每当看见好看的童装和配饰，我的脑海中都会浮现出自己的宝宝穿上后可爱的样子，然后便忍不住买下来留着给宝宝穿。

而此时孩子的爸爸，钢铁直男杰瑞同学，对我给宝宝添置的各种衣物不屑一顾。站在男人的角度，他不理解为什么我会给一个还没出世的婴儿买这么多衣服，但又爱争强好胜的他，心知不能被我比下去，于是跑去给宝宝买了一些在我看来奇奇怪怪，在他看来却非常可爱的东西。比如一个摇起来一点声音都没有的拨浪鼓，一个配色一言难尽的摇摇马，一只灰不溜秋的玩具老鼠，还有一个甜甜圈造型的防摔倒小书包。

没几天的时间，家里的各个角落就充溢着新生命将要到来的痕迹。婴儿床上堆满了玩具，消毒柜、水壶、奶瓶等各种物品摆了一地。宝宝的各种小衣服、口水巾和床单被子在全部都被清洗两遍后，一排排地挂在了专门准备的彩色晾衣架上，每每有和煦的阳光洒在上面，那幅场景让整个家里都焕发出勃勃生机和活力。

我和杰瑞在用各自不同的方式，迎接着我们花生小朋友的到来。同每一个爱子心切的爸爸妈妈一样，我们尽可能地要为宝宝提供一个物质更丰富的世界，希望能带来更多的快乐。爱本不与物质挂钩，但物质可以装扮爱。

36 周

见红 + 产前焦虑

第九次产检门诊咨询：体重、血压、产科检查、孕期咨询、宫高、硬膜外镇痛及其他分娩阵痛

化验项目：尿糖、尿蛋白、尿酮体、b 族链球菌培养、多普勒听胎心

麻醉医生门诊咨询：剖宫产麻醉、麻醉前健康状况评估

体重：70.9kg

日子过得真快啊，转眼第 36 周了，我与我的花生宝贝见面的日子越来越近了。

这周的产检如往常一样平静，见了产检医生之外，我还去麻醉科门诊与我手术当天的麻醉师进行沟通，并在医生的讲解下了解了生产当天无痛麻醉的全部流程。我知道很多人对于无痛分娩的麻醉药颇有争议，但我从知道自己怀孕的那一天起，就一刻没有动摇过要选择无痛分娩的决心。既然有这种可以减轻孕妇生产之痛的技术，

并且我所在的医院已有很多年成熟的无痛麻醉经验，我必然会选择把自己的分娩负担减到最小。

麻醉科医生在确认我没有一系列的血液系统，内分泌系统，肠胃、生殖泌尿系统，神经、肌肉、骨骼系统等疾病，之前没有任何麻醉不良史后，告知我分娩当天会打两针麻药。第一针是针对第二针的麻药，很细的针头打在脊椎上，会有浅浅的针扎似的一瞬间痛感。等第一针注射完毕，第二针也就是真正的无痛分娩麻药，将通过一个稍粗的长长的针头，以导管的形式穿刺到我的脊椎里。此时因为第一针麻药的作用，第二针在注射时毫无知觉，并且整个分娩过程中，这根导管将会一直留在体内。医生会根据我的疼痛程度，随时调节导管另一端的麻醉泵中麻醉药的剂量。

在听完这一系列操作后我一阵忐忑，医生则笑着安慰我说别紧张，到时候只需要轻轻地挨一针，剩下的我就都感觉不到了。我心知与分娩时的疼痛比起来，麻醉的疼根本不足挂齿，所以就坦然接受了。

还有不到一个月的自由时光，我开始抓住秋天的尾巴尽可能地多出门走走。

北京的秋天是浓墨重彩的季节，大街小巷都因其独特的文化底蕴而显得艳丽非凡。老舍曾经说过："秋天一定要住在北平，北平的秋便是天堂。"我也喜欢北京的秋天，喜欢灿若朝霞的红枫，也迷恋金黄如蝶的银杏。往年这个时候，如果在国内，我总会找机会跟朋友家人去故宫、香山和很多寺庙感受红墙绿瓦间的秋意和遍地金黄的生机。

　　只可惜今年因为我已处于孕晚期，不方便跋山涉水长途远行，更不适合去人头攒动的景点。此时正值百年一遇的故宫600周年展览，多少凤毛龙甲首次与游客见面，而作为故宫头号迷妹的我，却在考虑到展厅过于拥挤，思量再三后，放弃了去故宫的念头。故宫的下一次700周年大展我此生应该是无缘了，如果那时我的已经百岁的孩子精神还在，可以替我去看上一眼。

　　为了满足我赏秋景的愿望，在一个周末的早晨，杰瑞带我去了钓鱼台的银杏大道遛弯。所谓的银杏大道，原来就是马路边的一条本不该行人入内的银杏林。银杏林里金色满目，景色很美，但是要进去林子里赏景拍照，需得抬腿翻过林子边缘和人行道之间的铁锁链。那天的我挺着大肚子，在一众行人的目光中，被杰瑞牵着，小心翼翼地高抬腿跨过链子，再让杰瑞撑着我的胳膊让我把另外一条腿也甩了进来。我这一系列的动作，引来马路边站着歇脚的大爷诧异的目光。

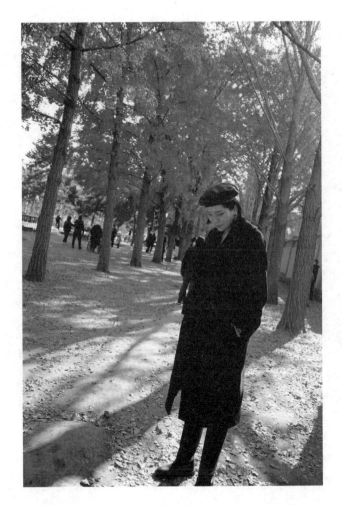

◎银杏大道留念

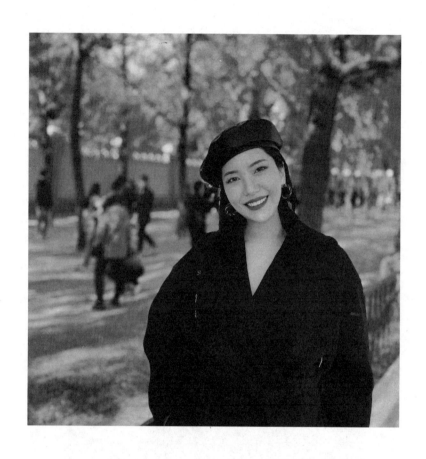

从银杏大道回家没几天，我同很多到了孕晚期的孕妇一样，严重便秘。孕期便秘是许多孕妇都经历过的一道坎儿，这是由于孕激素会抑制肠蠕动，且子宫增大压迫直肠造成的。孕期便秘的伤害性本不强，但给人带来的痛苦简直难以言表，尤其是坐在马桶上一边忍受着肚子里的翻江倒海，一边大汗淋漓很久却毫无结果的感觉，让我现在回想起来还心有余悸。

　　连续几天的便秘让我对排便有了阴影，此时的我每次在马桶上使劲儿时都有一种孩子就要生出来了的感觉。我知道有些产妇在分娩时会同时排便，这种情况非常正常，之前在跟医生聊天时，医生也告诉过我这在她们眼里稀松平常，如果这件事发生在我自己身上，我大概会羞愧得泪洒当场，并把它列为一生都不愿提及的尴尬场景。想到这些，我在心里用顽强的意志对自己说："生孩子之前，我必须拉出来！"

　　然而苦撑几天，各种火龙果酸奶等拉肚子配方都使用过且无效后，我还是强忍着泪水，给医生发去了信息。医生回复我说，一定要清淡饮食多运动，促进肠胃蠕动，如果实在解决不了，可以尝试乳果糖。乳果糖是一种常用的通便良药，因为其效果显著且几乎没有副作用，所以妊娠期和哺乳期的妈妈们也经常使用。我在看到短信内容的那一刻犹如抓住了救命稻草，立刻冲到附近的药房买来两盒乳果糖，并在付完钱的下一秒就吞了两袋。

　　作用果然显著，当天晚上从马桶上站起来的那一刻，我觉得我心中阴暗了多日的天空终于亮了。

　　我其实特别不理解自己怎么会便秘，毕竟连续几个月我的饮食都那么清淡了，再加上每天固定的快走，还有各种通便的水果，我的肠胃应该蠕动得很活跃才对。由此看来，孕妇在孕晚期便秘的可能性实在是相当大，连我这样作息饮食如此规范的准妈妈也难逃此劫。

　　我在接下来的几周里一直随身常备乳果糖，一旦有便秘的感觉，就立刻来上一袋。虽然医生告诉我这个药没有副作用，但我还是以"是药三分毒"这句话来提醒自己不要过于依赖外用物来调节自身肠胃蠕动。为了避免再次便秘，我把每天的走路时间由一个半小时拉长到两个小时。我建议各位准妈妈可以在万不得已的情况下借用乳果糖来排便，但最根本的解决方案还是自身饮食的调节和加大运动量。

便秘的问题刚解决了没几天，我突然在一个周末的下午见红了。

那天下午我和杰瑞邀请了几位朋友来家里烧烤，三五知己齐相聚，正是快乐无边时。此时的杰瑞和男士们正忙忙碌碌地准备着烧烤的各种器具和肉串，女士们则一边准备碗筷一边嬉笑着谈天说地。作为现场的重点保护对象，我被安排坐在椅子上，盖着毯子跟他们闲聊。聊到正起劲儿时，我突然感觉到有一小股热流正慢慢从下面溢出，随即是内裤上带来的一股凉意。此时的我并没有多想，站起身就去洗手间，但是脱下裤子的一刹那，当我看到一抹淡淡的浅红色时，我当即愣住了。

毫无疑问，这是见红了。

一阵焦虑感瞬间袭来，我整个人都仿佛被冻住了，呆站在那里。36周见红是每一个准妈妈都不会预想到的，因为宝宝只有到了第37周才算足月，36周见红，那就是先兆早产的信号。如果此时我的宝宝降生，那么就会因为早产而少吸收来自我子宫的营养一个月之久，还有可能会因为身体发育的不完善而进保温箱。

我从未想到过我的宝宝会是早产儿，我也从未预料过我的分娩经历会因为提前而与其他正常分娩的孕妇有所不同。

慌忙地整理好衣服后，我冲出房间，然后冲着杰瑞大喊：

"杰瑞，我见红了！"

大家全都愣住了，画面仿佛定格在我话音落下的那一秒，所有人都停下手里的活儿看着我。

"你确定不是因为便秘出血的吗？"

杰瑞的这个回答属实是超出了我的意料，我挥着拳头回答他：

"不是！就是见红！我见红了！"

大概是看我眉头紧蹙又着急的样子，杰瑞也意识到问题的严重性。他放下手里的东西，跑过来问我究竟是什么情况。我跟他描述了一下刚才在洗手间的情景，又很严肃地告诉他此时我的见红意味着什么。听完这些话，杰瑞二话不说，开始给医院的妇产科打电话，而我则在一旁开始给各位好奇的小伙伴们科普孕期分娩知识。

没过几秒，杰瑞把电话递给了我。电话里医生详细询问了我的情况，又大概了解了我之前几周的产检结果，最后告诉我，因为颜色很淡、量很小，再加上我的身体现在没有任何其他的生产迹象，既不肚子疼，也没有频繁胎动，所以暂时只能观察，静待胎儿的下一步变化。

在我反复跟医生确认，孕晚期如果有少量见红也是正常的情况后，终于松了一口气。挂断电话后，我转述给杰瑞和一众早已竖起耳朵听我们谈话的小伙伴们。杰瑞听后耸了耸肩膀，放松地说：

"没事，再观察吧，不用紧张。"

然而此时我与杰瑞虽已放平了心态，朋友们倒是开始紧张起来。他们一个一个跟我确认是否真的没事，并表露出"今天时机不对，我们是不是先不烧烤了"的意愿。我一听他们有要撤的意思，想到自己忌口了这么久，好不容易盼来的一次烧烤局即将搁浅，急得差点要跳脚，连忙跟他们言之凿凿地说自己真的没事。一通解释后，朋友们看出我是真的想吃，才停下了要离开的脚步。

那天赶巧，来家里的朋友都是未婚未育。在跟他们聊天的过程中，我突然意识到，生育对于女性来说，真的是一个全新的人生阶段。一年前，我和杰瑞同这些小伙伴没有什么不同，我们这些好友常常相聚，畅谈人生，把酒言欢，用各种小情趣把各自生活的故事演绎得畅快淋漓。作为这个朋友圈中第一个当妈妈的人，当我的身上开始有了"母亲"二字的加持后，我经历的不单是角色上的转换，更是朋友们感受不到的心理上的蜕变。当他们在分享最近购买的新衣服饰品和有意思的小玩意儿时，我的购物车里早已被各种婴幼儿用品塞满。当他们在抱怨最近的倒霉事，大吐生活的苦水时，我的脑海里只有那些孕期中酸甜苦辣的经历。当他们在畅谈自己的工作规划，计划每一场说走就走的旅行时，我心心念念的全是我的孩子出生后的成长轨迹。虽是同龄人，我的朋友们还沉浸在青春世界里肆意放飞，我已走向新的人生分叉口。

但我相信，无论扮演怎样的人生角色，选择何种生活方式，我和我的朋友们都能用自己喜欢的方式，在各自的世界里大放异彩。

烧烤局当晚，我和杰瑞回忆着白天发生的"见红事件"。杰瑞叮嘱我要千万小心，身体一旦有什么不舒服的地方就要马上联系医院，并监督我把医院产房的电话存在手机通讯录的"个人收藏"中，以备有情况时可以第一时间拨出。

我平躺在床上，望着天花板上的吊灯出神，然后突然坐了起来，开始大哭。

我突然开始焦虑了，非常非常焦虑。

就在这临盆之际，宝宝出生之时，我感到一种前所未有的恐慌和焦躁。我忽然感到害怕，害怕自己成为一个母亲；因为我其实根本不知道该怎样做一个好的母亲，我忽然感到焦虑，焦虑一个新的家庭成员的到来，因为我根本不知道我的家庭将会因此发生怎样的改变。

生育是一个那么漫长的过程，生只在一瞬间，育却是一生的过程。我把我的孩子带到这个世界上，从小时候的哺育，到成长路上的教导，再到成年后的牵挂，我余下的人生，很大一部分都会因 ta 笑而笑，因 ta 哭而恼。然而人类是多么复杂的生命体啊，一个人从婴幼儿时期开始，就需要各种生理上的呵护，心理上的抚慰，思维上的引导，性格上的培养，这些都是这个地球上最高等生物引以为傲的特质，却也是让他们变得繁杂多变的主要因素。我总是觉得，一个孩子由婴幼儿成长为一个独立的个体，物质上的照顾是次要的，心理上的培育才是首要的。我的孩子长大后会变成一个怎样的人，对待善恶的态度如何，三观是否正派，人格是否独立健全，这些都来自原生家庭，也就是我从小养育方式的影响。

　　但是，此时的我，不禁要问自己，我是否能成为一个称职的母亲呢？我的心理有时并不强大，思维偶尔不完善，性格经常不乐观。我自认为自己虽有很多闪光点，但浑身上下也是毛病一大堆。我常被我妈说懒，偶尔会被杰瑞笑话笨，总是丢三落四，脑子偶尔卡壳，更重要的是，我在见红的当天还觉得自己是个没长大的孩子。我希望自己可以是孩子的榜样，又害怕会成为 ta 不想成为的人，我希望自己可以用最科学的方式给予一切正向的引导，又害怕会因为自己教育上的失误而让孩子在成长中受苦。

　　我这样的一个人，真的能把另一个人培养好吗？

　　除了对自己母亲身份的恐慌，我更焦虑孩子的降生对我们二人世界的影响。因为我俩心里都明白这份感情的回归多么来之不易，我和杰瑞自婚后就总是习惯黏在一起。日常生活里，杰瑞下班后习惯尽早回家，我们一起吃过晚饭，便会在傍晚时分携手去逛街看电影。周末的时候，我们有时候会舒舒服服地窝在家里一整天，睡大觉、写毛笔字、听音乐，享受独处的时光，有时又会约上几个朋友一起去近郊，吹风、赏景、烧烤。到了假期，我们二人就会共同踏上放松心情的快乐之旅。我们一起去日本，在京都和大阪的小巷子中闲逛，为了在各种不起眼的小餐馆中寻找美食而忘记了时间。我们一起去西班牙，在巴塞罗那大教堂前的广场上穿着礼服在街头艺人的伴奏中与其他游客跳舞，留下很多甜蜜又难忘的瞬间。我们一起去地中海，乘着豪华游轮在西西里和马赛城中感受古城的魅力，在斑驳的城墙水池边扔下硬币留下各自的小秘密。我们一起去鹤岗，在冬季最寒冷的月份站在鸭绿江岸踏雪前行，还在朝鲜族朋友家中热乎乎的炕上推杯换盏。我们一起去杭州，在淅淅沥沥的雨中沿着千岛湖畔一起撑伞漫步，还在游艇上听着嗨歌放肆呐喊。

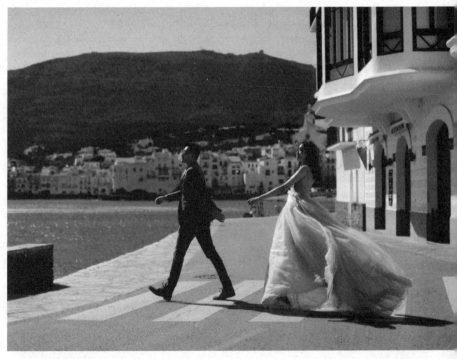

◎我们留在巴塞罗那的记忆（一）

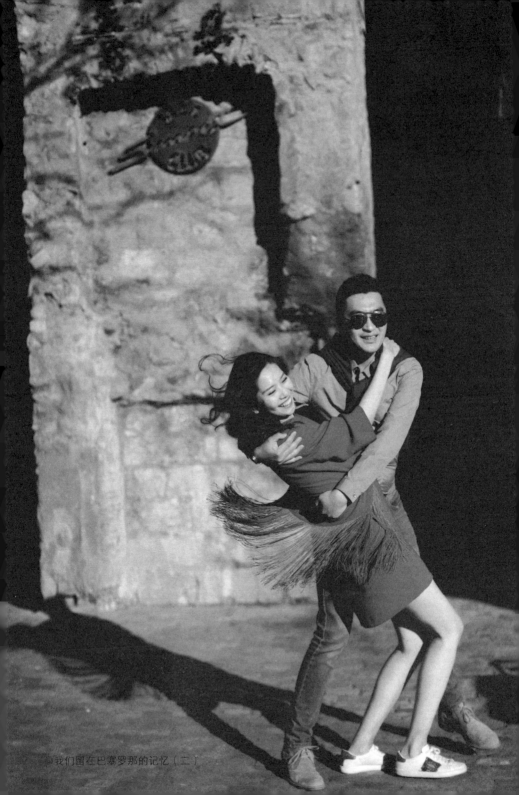

我们的二人世界有太多回忆，每一个片段都能激起我们当下最甜蜜的笑意。然而，面对即将到来的小生命，此时的我却不敢想象我们未来的生活将是怎样的走向。为了照顾孩子，我们肯定会把生活中大部分的时间都奉献给家庭，吃饭时要先手忙脚乱让孩子吃好，睡觉时要先熬心费力把孩子哄睡，闲暇时要忘掉自己的小情调去陪孩子玩闹，周末时要挖空心思带孩子去各种游乐场让她边玩耍边社交。我不敢想象，我们还会有多少独处的时间可以享受爱情，又怕在宝宝一遍遍让人束手无措的哭声中把生活的激情磨平。

　　很多人说，生孩子的痛是一时的，生完孩子以后的日子才是长久的苦。我明白这句话虽有夸大，但也道出很多妈妈们心中对于家庭生活的郁闷和烦恼。因为成了母亲，很多女性忘记了自己、忘记了爱情、忘记了生活，她们在家庭与职场的交界处挣扎，既要在事业上证明自我，还要时刻记得孩子的吃喝拉撒。当疲惫在日常生活里逐渐常态化，夫妻间相处时原有的那些小火花也会渐渐被弱化，激情褪去后的柴米油盐，熬出了多少夫妻间的抱怨与争吵，熬光了多少妈妈们的耐心与心中的爱情童话。

　　我十分期待我的宝宝的到来，但我也害怕面对未知的生活。

　　带着这一重重的焦虑，我坐在床上大哭。一旁被吓了一跳的杰瑞在听我说完我的这一系列的担忧后，竟然"扑哧"一声笑了出来。

　　他笑嘻嘻地安慰我不要想这么多，当下我们最重要的事就是开开心心地等待新生命的降生。未来的事情我们无法预料，但我们可以用我们一直都有的对生活的积极态度，带着宝宝赐予我们的幸福欢乐，一起跨过很多道人生的坎儿。

我深知男人在面对生育时内心的想法肯定没有女性复杂且细腻，但是这几句慰藉的话还是缓和了我内心的一点焦躁。我擦干眼泪，躺在被窝里，一边摸着肚子感受宝宝的细小胎动，一边静静地听着杰瑞在我耳边慢声细语地说话。

"我们给宝宝想个名字吧。"

"好啊，也不用算什么八字了，只要寓意好，包含了我们的祝福就好了。"

"那你想想，我也想，我们一人想一个。"

短暂的沉默过后，杰瑞突然兴奋地开口：

"聿安怎么样，刚好与英文名 Ariane 读音对应。"

Ariane 是前几周杰瑞在高铁上突然看到的一个名字，这个名字来源于法语，代表着创造力、探险与激情，美国曾经的一个航天火箭也以此命名。当时他查阅完这个名字，立刻给我打来电话，征求我的意见，我在了解后觉得这个名字与我们对宝宝的期望不谋而合，当下就决定英文名为 Ariane。

此时的夜里，杰瑞想出的聿安这个名字，在我的脑海里激起了一丝灵光。"聿安，聿安"，我在嘴里不停地重复着这个名字，内心一阵欣喜。聿字有才华横溢之说，且与我很喜欢的建筑大师贝聿铭同字，安即平安，是我对宝宝最大的期盼。另外，这个名字听起来也非常中性，无论宝宝是男是女，都适合。

"聿安，真好听，就叫这个名字吧。"

"好，聿安，就它了。"

　　宝贝的名字就这样在我和杰瑞睡前的 10 分钟内被想好了，我喜欢这个名字，喜欢这个名字背后所有的寓意，也喜欢被这个名字营造出的这个美好的夜晚。

　　亲爱的聿安小朋友，希望你也会喜欢自己的名字，更希望未来的你能够每次在念自己的名字时都充满骄傲，正如爸爸妈妈在给你起名字的时候一样。

37 周
胎位不正 + 绕颈，
突然的剖宫产
心理准备

第十次产检门诊咨询：体重、血压、产科检查、孕期咨询、宫高

化验项目：尿糖、尿蛋白、尿酮体、CBC 全血细胞计数、PT/

APTT 凝血酶原时间和指数 / 活化部分凝血活酶时间、纤维蛋白原红

细胞抗体筛查和滴度、静脉抽血、多普勒听胎心

彩超项目：B 超（测羊水、胎儿体重、脐带、胎盘情况）

体重：71.1kg

36 周的那次见红后，我的身体没有任何其他的异常反应，胎心胎动一切正常，宫缩频率也一直照旧。当我意识到这并不是一次临盆的信号后，我一直悬着的心终于放下，又恢复到正常的生活节奏中。低糖、快走、听胎心、测胎动，这些日常饮食和活动，仿佛已经被深深地刻在了我的灵魂里，时刻提醒着我要为宝宝的降临做足最充分的准备。

此时我的体重为 71.7 公斤，与第 24 周时相比仅上涨 0.5 公斤。3 个多月的努力没有白费，我对自己的这份坚持非常满意，更是对即将到来的临盆日充满信心。

一切都看似那么美好，我和杰瑞高高兴兴地迎来了第 37 周的产检。

躺在 B 超床上的我，一边盯着屏幕上宝宝在子宫中晃来晃去的身影，一边有一搭没一搭地跟 B 超医生聊天。医生跟我说着说着，突然停顿了几秒，然后告诉我：

"你可能要剖了，孩子是臀位，而且绕颈了。"

我一时没有反应过来，歪头看了看坐在一旁的杰瑞，发现他也是满脸疑惑。

"剖？我不剖啊，我是顺产啊，臀位是什么意思？"

"臀位就是胎儿的屁股先进入了你的骨盆，正常孩子到了你这个月份是头朝下，生产的时候脑袋先出来，你的孩子现在是头朝上，坐在你的肚子里，如果顺产的话腿会先出来。现在脐带还绕颈两周。"

医生的话音刚落，我觉得我的心都凉了一半。这是我在整个孕期中第一次从医生的口中听到"剖宫产"三个字。自我从怀孕的第一天起，我就一直坚定地认为自己要顺产，并且对臀位、绕颈这样的胎儿异常状况从来没有过任何的预料。

大概是看到我整个人都有点呆住了的样子，B 超医生没有再跟我多说其他，只是告诉我一会儿我的产检医生会给我详细的解释。

走出 B 超室的我和杰瑞相顾无言。此时的我内心虽然有点慌张，但还是期盼着一会儿与产检医生会面时，她能在看过 B 超结果后告诉我不必担心，她会有办法。怀着这一丝丝的侥幸心理，我在踏入诊室，看到我的产检医生的一瞬间就急不可耐地开口对她说：

"我刚才做 B 超的时候，医生跟我说我要剖宫产，孩子是臀位，而且绕颈了。"

医生听我说完后也有点诧异，她让我别着急，她先看一下 B 超单。然后，在漫长的几十秒的等待后，医生给了我这样的答复：

"从 B 超结果来看，孩子现在确实是臀位，而且绕颈两周比较麻烦，我们是要做一下剖宫产的准备。"

我刚刚在 B 超室凉了一半的心现在是彻底凉透了。我非常不理解，非常不高兴，也非常不甘心。我问医生，为什么我的宝宝会臀位，为什么会绕颈，为什么因此要剖宫产，又为什么在现在这个时候突然发生这种事情。

医生先安抚了我的情绪，然后开始慢慢给我解释。胎儿在妈妈的子宫里的姿势是千奇百怪的，但是到了孕晚期时，胎儿都会因为头部是全身最重的部位，而自动地转换成头朝下的倒栽葱姿势进入妈妈的骨盆，这就是顺位。顺产时，宝宝的头会先被娩出，这样不但可以让宝宝及时呼吸到外面的空气，还可以保证在最大的脑袋出来后，剩下稍小的躯干和四肢也可以顺利娩出。臀位的意思则是胎儿以屁股朝下的姿势坐在了妈妈的骨盆里，如果最终以这样的胎位来分娩的话，宝宝的四肢和躯干可能会先出来，而最大的头部则会被留在子宫里，很难被娩出，因此造成难产，对于母子的伤害极大。

脐带绕颈则很好理解了，就是脐带已经缠在了胎儿的脖子上，随时有窒息的风险。脐带绕颈的原因通常不得而知，有可能是因为脐带过长，或许是羊水过多，再或者是因为宝宝自己过于顽皮，将手边的这根带子当作玩具，自己玩着玩着就缠在了脖子上。

医生跟我分析，我的宝宝臀位的原因或许跟脐带绕颈有关。宝宝可能是先被绕了颈，然后到了该头朝下的时候，脑袋刚开始往下沉，脖子就被缠住的脐带勒住了。脖子勒住的窒息感阻挠了变为头位的过程，ta 就只能以臀位的姿势一直坐在我的骨盆里了。

听到这里的我心里"咯噔"一下，连忙问医生那现在绕颈的宝宝会不会有窒息的风险。

"风险随时都有，何况还是绕了两圈。但也不用特别紧张，宝宝都是很聪明的，如果玩着玩着自己觉得不舒服，就会停下手里的动作，或者换一个姿势。不过你回去以后一定要好好数胎动，观察身体的变化，一旦有什么不对劲就马上来医院。"

此时的我，眼睛里已经有泪珠在打转。在听到医生说完绕颈的风险后，我就再也控制不住自己的泪水了。

医生一边给我递纸巾，一边连忙安慰我。她告诉我这不算什么大事，她接生过的婴儿有几万个，我这种情况她遇到过很多很多次，每一次最终的分娩结果都是好的。她要我一定要对自己有信心，对宝宝有信心，也要对医生有信心。

我哭着向医生确认我是否真的只能剖宫产了。顺产虽然痛苦，但也是正常的生育过程。剖宫产则要进手术室，在肚子上开刀。我从心理上一时无法接受，不敢想象自己躺在冰冷的手术台上被人划开肚子，哪怕是为了迎接我最爱的宝贝。

医生沉思片刻，告诉我剖宫产就目前来说是最安全的选择。她曾经接生过一个同我的宝宝一样状况的胎儿，当时那位孕妇也因为顾虑颇多而犹豫了很久，最终在医生的说服下同意剖宫产。结果在分娩的当天，当医生打开子宫看到胎儿的脖子上紧紧缠着的脐带时，心里一阵庆幸。如果当时那位孕妇坚持要顺产，那么在生产时，医生对胎儿的每一次拉扯，都会造成胎儿的严重窒息，后果不堪设想。

这个故事终于打破了我对顺产的最后一丝幻想。我告诉医生，那就剖吧。

接下来的对话在我看来，便全是医生对我的安慰了。她告诉我就目前来说，我的宝宝发育得非常好，体重有 3100 克左右，各项生长指标都完完全全对应了我现在的 37 周。剖宫产并没有那么可怕，很多孕妇从一开始就打定主意要剖，因为这样可以免去顺产和侧切后撕心裂肺的疼痛。

医生还笑着告诉我，因为是剖腹，所以我们可以自己决定宝宝的出生日期。如果有需求，可以去寻一个"黄道吉日"，跟医生约好时间后让宝宝在吉时出来。

听罢这句话，我跟一旁的杰瑞有了一个不约而同的想法。我们问医生可不可以这两天就做手术，赶紧让宝宝出来，毕竟现在出来比在我的肚子里要安全得多。

医生摇摇头，说除非紧急情况，不然就算是剖宫产，也要在满39周以后，因为那时的胎儿才是真正意义上的发育成熟。

我说出了心中的最后一个顾虑，剖宫产的刀口在哪里，什么样子，会不会留疤。医生在我的肚子上比画了几下，告诉我刀口会是横切口，10cm左右，开在我的下腹部中间，她向我保证她会尽可能地靠下开刀，并小心缝合。至于以后疤痕的严重程度，这因人而异，有的人愈合状况好，只会留下一条头发丝似的浅浅痕迹，有的人天生疤痕体质，有可能会疤痕增生，留下一条蚯蚓似的又红又粗的疤痕，但无论最终的刀疤会是怎样，就算是穿上比基尼也绝对不会被露出来。

离开诊室的我拉着杰瑞的手，慢慢地向医院大门走去。这一路我们两个人一言不发。我知道此时的杰瑞心里纵有千万句安慰我的话，也不知该从哪一句说起。

走到门口，我对杰瑞说："你出去等我一下，我要给我妈打个电话。"

我深呼吸了几下，平静下来，然后拨通了我妈的电话。电话里我故作轻松，用故作镇定的语气把今天产检的结果告诉了她。结果我妈在得知我要剖宫产的那一瞬间，竟然哭了。她一边哭一边不停地说道："这怎么就剖了呢，这多遭罪啊，多遭罪啊。"

妈妈总是女儿坚强面目前的最后一道防线。我一边强忍着泪水，怕自己哭出来让我妈更难过，一边假装笑嘻嘻地告诉她，剖宫产并没有那么可怕，麻药一打什么都不知道就把孩子生出来了，这比顺产要轻松多啦。

挂断电话，我走出门，看到正站在门外等我的杰瑞，他走过来什么也没说，只是静静地抱住了我。

回家的路上，杰瑞一边开车，一边开始了他的温情演说。

他跟我各种分析，列举顺产的种种坏处和剖宫产的种种好处。他劝慰我说或许剖宫产才是我整个孕期的完美结局，因为这不但能让我免去生产时撕心裂肺的疼痛，减少很多心理负担，还不会为产后的一系列后遗症影响夫妻生活而烦恼。人们都说生孩子的疼痛可以达到十级，这是每一个准妈妈在这一天到来之前都惴惴不安的原因之一。我曾计划在分娩时要杰瑞陪产，希望他能站在我的身边见证我们宝宝降生的时刻，但他对此的态度一直比较犹豫，因为他说他害怕面对那个老婆撕心裂肺疼得快要昏过去而自己又无能为力的场景。而现在，剖宫产似乎解决了很多问题，一个寂静的房间，一场安静的手术，我们的孩子将在妈妈无声的沉睡中迎来第一声啼哭。

我跟我已经当妈的几个朋友发去信息，告诉她们我要剖宫产这件事。这几位都是顺产生子的妈妈，对此的回应都先是一个大大的问号，在听我讲完产检的全部经过后，也宽慰我剖宫产不用忍受阵痛，让我放平心态，不要害怕。

从那天起，我开始在网上查阅各种剖宫产妈妈们分享的文章，以及很多宣传剖宫产优于顺产的科普文章。我知道此时的自己正在进行一个自我催眠的过程，我要通过很多过来人的见闻来给自己灌输剖宫产有多好的理念，让自己逐渐接受不能顺产的事实。杰瑞更是没闲着，他问到身边几个有剖宫产经历的朋友，通过她们的口述向我转达了手术室生孩子这件事并没有多么可怕。在经过几天细水长流式的渲染之后，我也终于慢慢转变了思想，既然已成定局，那就坦然接受。接下来我要做的工作，就是频繁查看胎心胎动，确保宝宝在我的肚子里安全又健康地迎来自己的出生时刻。

孩子即将出生，我一直想着在孕晚期写点什么。于是第 37 周的某一天晚上，杰瑞已沉沉入眠，我因为入睡困难从床上爬了起来，走到书桌前打开台灯，提笔写下了一封信：

亲爱的花生宝贝：

你好！

今天是 2020 年 11 月 19 日，距离你出生的预产期还有不足一月的时间。想到九个月前我和爸爸得知你的存在时激动开心的神情，八个月前为了你能顺利成长，我和爸爸天天跑医院时的忐忑，还有最后在医院终于第一次听到了你微弱的心跳声时我流下的泪水，这一切仿佛还在昨天。十个月的时间过得飞快，你在妈妈的肚子里由一开始的安静变得逐渐好动到最后的左一拳右一脚，妈妈每天都在为你的成长而欣喜。你的爸爸工作很忙，在妈妈怀你的这段时间里，也尽了最大的可能给了我们关心、耐心和陪伴。你出生在即，我和爸爸已经做好了充分的准备，等待着你来到这个世界上的第一声啼哭，第一次睁眼以及你给我们的第一次笑容。

宝贝，你将出生在一个充满爱的家庭，你的爷爷奶奶、姥爷姥姥在哺育你的爸爸妈妈时就倾注了他们全部的爱，而现在，这个家庭中的所有人，都将同样地把爱倾注到你的身上。我和爸爸初为人父人母，会学习，会尝试，为你提供一个开明、温暖、活泼又充满趣味的成长家庭。

妈妈希望你会成为一个勇敢、自信、洒脱的好孩子，具有独立的人格，不骄纵，不暴躁（这一点希望你可以学习爸爸，不要遗传到妈妈的坏脾气），尊重、体贴他人，有个性，且不会随波逐流。妈妈希望你永远不要成为财富和权力的奴隶，不轻视他人，用善良的心去对待身边的人和事。

我和爸爸会努力为你提供最广阔的视野，带你看各种各样精彩的世界。无论未来你走到哪里，妈妈都希望你能开心成长，心怀梦想，成为自己想成为的人。无论是医生、画家、商人，还是其他职业，只要实现自我的价值，我和爸爸都将永远是你背后最坚实可靠的后盾。

　　见面在即，妈妈有太多的话想要告诉你，又不知从何说起，只等未来的几十年，妈妈和爸爸会用我们的爱，慢慢告诉你。

　　　　　　　　　　爱你的美丽可爱老妈和帅气聪慧老爸

　　　　　　　　　　2020.11.19

　　落笔的那一刻，我的眼泪已落下。

　　此时，不管是剖宫产还是顺产，也不管是杰瑞陪产还是自己生产，所有的一切都已不重要，我的心中只剩爱，对那个未知的小生命的爱。

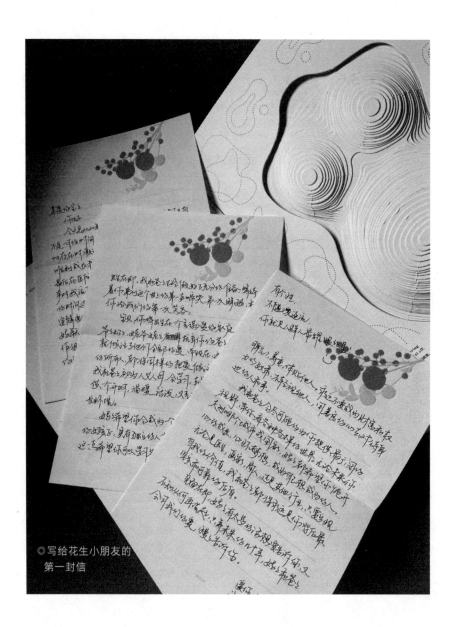

◎写给花生小朋友的
第一封信

172

38 周
过度紧张的
乌龙事件

第十一次产检门诊咨询：体重、血压、产科检查、孕期咨询、宫高

化验项目：尿糖、尿蛋白、尿酮体、多普勒听胎心

彩超项目：B 超

体重：71.6kg

第 38 周，生产前的最后一周，这一周格外忙碌。

我在这周的第一天去做了分娩前的倒数第二次产检，并心有不甘做了最后一次 B 超。在确定宝宝的胎位仍是臀位且仍旧脐带绕颈后，我们与医生确定了 12 月 3 日，也就是第 39 周的第一天上午 10 点进行手术。我签好了所有的文件，回家开始了最后一周的准备工作。

自从上周产检过后，我的孕期生活发生了两个改变，一是我增加了检测胎动的频率，由原本的每日三次，增加到每日五次，早饭

后一次，午饭后一次，下午4点左右一次，晚饭后一次，睡前再一次。我使用的胎动仪不但可以记录宝宝的胎动轨迹，对数据进行分析后，自动给出评分判定此次胎动是否正常，还可以在付费的情况下把轨迹图上传给软件配对的医生，让医生一对一分析本次胎动的情况。由于知道现在宝宝在我的子宫里正绕颈两周，我开始对每一次胎动都格外上心，哪怕每一次的检测结果都显示正常，我还是要把每天睡前的那一次胎动结果上传给医生看看。我害怕自己一旦有一点疏忽，就会错过宝宝因为窒息而发出的一次求救信号，已经到了第38周这个时刻，我不能有一丝一毫的松懈。

第二个改变就是，我不再那么克制自己的饮食了。因为确定了要剖宫产，宝宝分娩时的身长大小对于我来说已经不那么重要，反正都是要打开肚子拿出来，5斤6斤还是7斤都一样，更何况生产之后，我会因为坐月子和喂奶而忍受很长一段时间比孕期还要严苛的饮食。既然命运给了我最后放纵的机会，我就要好好把握，享受这最后一刻的狂欢。

韩餐、烧烤、火锅、泰国菜，前几个月我憋了很久都没吃过的美食，这一个星期之内全让我吃了个遍。虽然几个月的克制让我的胃比以前小了很多，我就算是放开了吃也吃不了太多，但看着一桌子的珍馐美味摆在面前，我的心里还是获得了很大的满足。

到了我与杰瑞的结婚纪念日，按照往常对待纪念日的习惯，我们会提前约好餐厅，然后一同盛装出席，边吃边碰杯，感叹爱情与时光。今年因为情况特殊，我行动不便，只得穿着宽松毛衣与杰瑞在家附近的一家酒店的餐厅里简单吃了个便饭。虽然没有美酒相伴，但我还是胃口大开，喝了一碗龙虾汤，吃了一大块牛排。我一边嚼着牛肉，一边感叹岁月蹉跎，让我和杰瑞从十几年前的懵懂少年，变成了如今的人父人母。杰瑞则优哉游哉地畅想起未来我们一家三口的快乐时光，他说希望宝贝跟他一样既机灵又话多，可以没事就跟他抬杠，在很多问题上跟他死磕。我告诉他如果是这样那我真是开心极了，希望他们两个以后可以多多交流，相互斗争，让我有更多的时间自己清净。

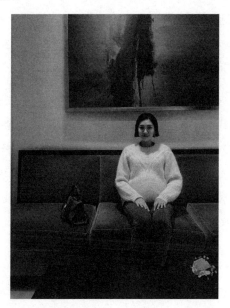

◎结婚纪念日，晚饭后留念

那晚的月亮虽然是半月，但月色很美。月光透过餐厅的落地窗户洒在我们白色的餐桌上。我拿起盘子里的一块小面包，对着天空，问杰瑞这像不像月亮，杰瑞笑嘻嘻地回答说："像，更像你现在圆滚滚的半边大脸。"

我爱那晚的月亮，更爱那晚月亮下圆滚滚的我们。

第 38 周的第二天，我和杰瑞去医院上了一节产前宣教课，也就是新手爸妈的辅导课。按理来说这门课我们是要早点去上的，但我一直怕自己太早上课，到分娩时一紧张就把老师讲的内容忘光光，所以才拖到第 38 周这么紧急的时刻。

讲课的地方在医院一个大多媒体教室，教室前方的大屏幕上显示着关于宣教课内容的幻灯片。我和杰瑞早早进了教室，坐好后发现每一张桌子上都放着一个塑料脸盆，脸盆里有一个玩具娃娃、一片尿不湿、几根棉棒和几块小方巾，除这些之外，还有一个软绵绵的布缝的玩具乳房。杰瑞一眼就深深地被这个不寻常的玩具给吸引了，他先是乐呵呵地拿在手里端详了一会儿，然后又把它往玩具娃娃的嘴里塞，一边塞还一边像哄孩子似的说："吃奶奶，吃奶奶。"坐在一旁的我在目睹他的这一"失智"行为后，连忙没收了他手里的玩具，并严词提醒请他做一个正常的爸爸。

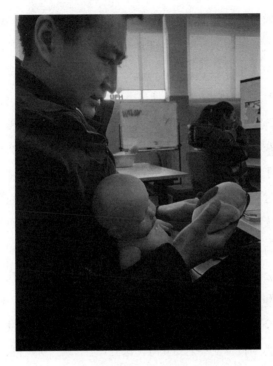

◎沉浸在教学玩具里的杰瑞

　　教室里的座位陆陆续续被坐满，我环顾四周，发现好像自己的肚子最大，我应该是孕周最长的孕妇了。讲课的护士老师到来后，我们就正式开始准爸妈的学习课程。整节课大概三个小时，分为两个部分：第一部分教给准妈妈们分娩当天的注意事项和分娩时的整个流程，第二部分则告诉准爸妈们一些基本的新生儿护理知识。讲课的是一位和蔼可亲，有些上了年纪的护士阿姨，她全程拿着话筒，在讲台的四周来回踱步，一字一顿地把大屏幕上的内容解释给我们听。整个教室里除了医生的讲课声，就再没有其他声音了，每一个准爸妈都在聚精会神地或听、或写，只有我和杰瑞如同课堂上的两个不听话的学生，背着老师在课桌下面玩手机。

这实在不能怪我，毕竟我用不上这些顺产分娩的知识。

不过在我有一搭没一搭的听讲中，我还是对顺产分娩稍稍有了些浅显的了解。当产妇有了分娩的迹象，躺在病床上开始发力时，整个生产过程的决定性因素就全部转移到产妇身上。电视剧中那些生孩子时大喊大叫的情节令人质疑，因为那时候的准妈妈们除了集中全身的力气，配合呼吸去使劲儿，根本就没有多余的力气去喊叫，而产妇在分娩时的呼吸和用力频率也大有讲究，且需要技巧。分娩时助产士和医生会在一旁指导产妇在合适的时候深呼吸，呼吸几下后，又在合适的时候吐气，并配合着用力，几次三番的发力后，当产妇筋疲力尽再也使不上劲儿时，医生还会拿红牛和巧克力作为补给给产妇补充体力。

我听着护士老师一遍遍地嘱咐如何正确发力，看着周围的准妈妈们一个个全神贯注听讲的样子，心里顿时觉得有点遗憾。

第一部分的课程上完，休息了一会儿，关于新生儿护理的第二部分就开讲了。此时的我和杰瑞正襟危坐，拿出纸笔开始认真听课。这一部分主要讲解关于宝宝出生后的一些需要特别注意的事项，包括刚出生的宝宝第一个月的大便形态、大便次数、吃奶量和吃奶次数、夜奶的喂养还有日常洗澡抚触陪护等。比如宝宝出生后前几天的大便都是胎便，颜色为黑色，三四天后大便的颜色会转为黄色，爸爸妈妈们要从宝宝出生的第一天开始就记录下每一次孩子排便的时间和颜色，以便观察宝宝身体状况的变化。再比如母乳喂养的妈妈要学习不同的喂养姿势，并按需给宝宝喂奶。吃奶时通常是一边乳房先吃 10 ～ 15 分钟，吃完后再换另一边，最后还要给宝宝拍嗝，等听到宝宝"嗝"的一声后，一套完整的吃奶流程才算结束。

当天上课的护士老师特别强调了母乳喂养的重要性，她列举了一系列母乳和奶粉营养成分的对比图，并一直向我们灌输母乳对新生儿抵抗力的形成有多么关键。我本人一直对宝宝的喂养方式没有过多的执念，有奶就喂，奶够就一直喂，如果没奶那就喂奶粉。我身边有几位为人母的朋友曾遇到过自己奶水不够，不得已改为奶粉喂养的方式，也有朋友从生下宝宝的第一天开始就坚持要奶粉喂养，不想让自己再受累。我觉得无论是怎样的喂养方式，都不能让外人去因此怀疑一位母亲对自己宝宝的爱有多少，也不足以证明一个孩子未来的体质和聪慧程度与此有什么关系。喂母乳还是奶粉，是妈妈自己的选择，妈妈忍受了十月怀胎不可能不爱自己的孩子，但每一个妈妈更有爱她自己的权利。

如果生孩子是一时的磨难，那养孩子就是一场累人的持久战。每一个准爸妈在面对一个毫无任何自理能力的新生命时，都不但要打起十二分的精神去照顾 ta 的吃喝拉撒，还要时时更新自己的新生儿护理知识库，学会用最科学合理的方法去照顾孩子，这是每一个爸爸妈妈一生都要上的必修课。

讲完课后，护士老师问我们还有什么问题，我积极举起小手，问出了我心中埋藏已久的疑惑："哺乳期能否吃生鱼片类的生食？"护士老师沉思片刻，告诉我对此没有准确的答案，但是为了保证母乳的安全和健康，她还是建议少吃为妙。

正当各位准爸妈们都在跟护士老师交流各种疑问时，一个洪亮的声音从我的耳边响起：

"请问宝宝洗完头能不能用吹风机？"杰瑞扯着嗓门，大声地问道。

他的这句话引得全场哄堂大笑，我抿着嘴朝他翻了一个白眼，对着他的胳膊就是一拳。

第二天一早，杰瑞有事去公司加班，我在家里无所事事地闲逛，随手开始整理房间里的东西，想为宝宝以后的物品腾点地方。睡过午觉后，4 点左右，我突然觉得肚子里有一阵排山倒海似的翻腾，宝宝在里面动得特别厉害，且持续了大概 10 分钟。我心里觉得有点不妙，赶紧拿出胎动仪测胎动，20 分钟后结果显示，宝宝的胎动次数过于频繁，App 上的医生建议我重测一次。

我赶紧又重新测了一遍胎动，结果跟上一次结果相同。此时的我彻底慌了，虽然在孕晚期的这几周里，我能明显感受到宝宝的胎动比之前活跃了很多，但从来没有在下午的这个时间段有过如此频繁的胎动。此时我的脑海里突然就浮现了一个子宫里的宝宝因为窒息而双手握着绕颈的脐带挣扎的画面，这个画面如同惊雷，一下子劈垮了我第 37 周以来一直紧绷的那根神经。

我先给杰瑞打了一个电话，正在开会的他还没听我说完，就告诉我他已经在等电梯马上下楼开车回家。此时的杰瑞就算再着急，也只能因为远水救不了近火而力所不及，我在告诉他小心开车后，接着又给医院的产科急诊打去了电话。急诊的医生要求我马上去医院检查，但是在得知从我家到医院的路程需要近一个小时后，医生立刻要我去就近的医院急诊找医生测下胎动。放下电话，我连忙换好衣服，连家里的阿姨都没来得及告诉，就急匆匆地一个人出门打车往家附近的医院赶。出租车司机是一位看起来40多岁的大姐，她看我挺着大肚子，火急火燎地要去医院，心里明白了个大概，一脚油门就冲上马路，一路飞奔把我送到医院门口。

　　这是离我们家最近的一个医院，虽然在北京的医院界不甚有名，但也算是一家熙来攘往的三甲医院。我按照指示牌，在门口扫完健康宝和行程码之后，就一头扎向了医院急诊的服务台。服务台的几个护士阿姨听我说完后，看了看我的肚子，然后不紧不慢地问我：

　　"你怀孕是在我们医院建的档吗？"

　　我愣了一下，然后告诉她们我是在别的医院建的档，我建档的医院离我实在太远，而我现在的情况非常紧急。

　　"你不是在我们医院建的档，我们没法给你看。"

　　护士的这个回答顿时让我一时语塞。我有点手足无措地看着她们，不断地重复我只是想测个胎动，确保肚子里孩子的安全。

　　一个护士阿姨盯着我看了一会儿，然后转身打了一个电话。几秒钟后，她回头给了我同样的答复，因为我没有建档，我不能在这家医院测胎动。

我含着泪，看着服务台里的几个护士阿姨面无表情地摇了摇头，表示她们无能为力。

我知道此时的状况已是多说无益。我擦了擦眼泪，转身走了。

走出医院的大门，正好杰瑞已经开车到了医院马路的对面。我三步并作两步穿过斑马线，拉开车门，刚刚坐稳就开始号啕大哭。

杰瑞在听我说完发生的事情后，一边安慰我，一边连忙往另外一家他熟识的医院赶。坐在车里的我此时虽然心里还很慌，但却比刚才安定了不少，因为至少我已经不是一个人在赶往医院的路上了。

到了第二家医院，护士们的态度好了很多。我先被安排在一个房间里量了血压，然后护士告诉我稍等片刻，她们要联系医生。

这一等，就是将近一个小时。

这家医院其实一开始给了我们同上一家医院同样的答复，他们只给在本院建档的孕妇看诊。杰瑞打了无数通电话，跟电话里的人再三保证我们只是来测胎动，不会有后续的麻烦，也不会有任何纠纷。电话那边的人经过层层沟通，终于放我进了医生的诊室。

20分钟的测胎动时间里，我盯着诊室的天花板，一动不动地躺在床上。这前前后后的一通折腾，已经耗光了我的焦虑，也让我没了刚才在医院的惊慌。从下午4点多到现在，已经过去三个小时，早知道是这样一场忙活，我一开始就应该直接去我建档的医院，如果一切顺利，说不定我现在都已经在回家的路上了。

"滴"的一声响，胎动测量结束。医生头也不抬地对我说了句：

"没事了，走吧。"把我请出了诊室。

一切正常，虚惊一场。

那天下午胎动频繁的原因我至今不得而知，或许是肚子里的宝宝突然心情大好，多活动了几下，也或许是她在某一时刻真的遇到了紧急状况，后来自己又解决了。虽然在接下来的几天里，胎动都再没有出现过问题，但我每每想起那日的慌乱和走出第一家医院时内心的绝望，都觉得心有余悸。

胎动异常的当天晚上，杰瑞开始挨个儿给我分娩所在的医院附近的酒店打电话，询问酒店房间的信息。我们决定第二天就搬到医院附近去住，以备随时做好去产房的准备。分娩在即，不可大意，我们再也不能让时间白白耽误在从家到医院的路上了。

29 号上午，我和杰瑞把生产和在月子中心所需的所有物品最后一次打包确认好，把家里为宝宝准备的东西安置妥当后，启程前往酒店。临行前，家里的阿姨站在车门旁向我挥手，对我说道：

"凯西，加油，咱们明年见！"

我兴高采烈地对阿姨说：

"阿姨明年见！明年我们就是三个人了！"

我们家的这位阿姨工作了多年。如今，她要见证这个家庭里的第三代降生了，这一代又一代的传承，不但是我们自己血脉的延续，也是她这个旁观者眼中岁月更迭的痕迹。

杰瑞将酒店的房间安排得很好，让我在分娩前的最后几天尽情享受独身之乐。

我确实享受到了，并且过得很开心。白天我在酒店里挺着大肚子闲晃，晚上就跟杰瑞还有几个好朋友在酒店附近的餐厅里吃吃喝喝。此刻的我早已把什么控糖、控制体重、快步走抛在了脑后，快乐的日子没几天，所有的拘束放一边。

12月1号的晚上，我和杰瑞同他最要好的两个朋友一起在一个韩餐小酒馆里吃饭，杰瑞在饭前请求我同意他当晚喝酒，因为从后天开始他将承担起一个父亲的角色。自从我孕期进入第27周以来，没事就爱小酌几杯的杰瑞就开始滴酒不沾，以备随时待命送我去医院。而1号的那个夜晚，我却没有任何理由拒绝他，因为我也觉得那是一个值得为此干杯的日子。

他们三个人醉成一团，一边追忆年少时一起度过的那些疯狂时光，一边感叹日月如梭转眼间杰瑞将要当爸。那些曾经反复聊起过的话题，感慨过的万千，每一次再重新提及时都会被添加新的感受，而今时今日，又因为我和杰瑞的孩子即将出生，更显特别。

离开酒馆时已是半夜，我们四人东倒西歪地并排站好拍下了一张照片。照片里是我孩子的爸爸妈妈和两个干爸。作为这个小团体中第一个出生的孩子，我们所有人都将竭尽所能，让宝贝在满满的爱意中长大。

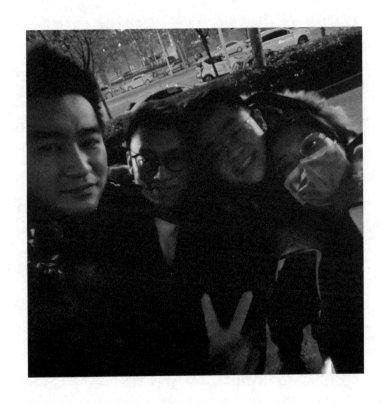

◎ 12月1日，花生出生前的倒数第二个夜晚，
我和杰瑞，还有花生的两位干爸

12 月 2 号白天，我去医院做了整个孕期的最后一次产检。此时我的检查数据为，孕周 38+6，宫底 34cm，腹围 101cm，胎心 152bpm，体重 72.6kg。我感谢了我的产检医生这几个月来对我的关照，并相约明早 10 点在医院手术室见。医生回应我说，整个孕期我都保持了良好的身体状态，各项指标皆正常，虽然孕期疑似糖尿病给我造成了很多困扰，但是我能积极应对，非常好地维持了体重和血糖，这一点非常值得赞扬。

最后她还对我说，她非常欣赏我每次来医院都把自己打扮得漂漂亮亮的样子。

下午的时候，我爸妈来酒店看我，并在一声声嘱咐中给我做最后的心理准备工作。我笑着告诉他们我早已放下了顺产的心结，将以最好的状态迎接明天与宝宝的相见。我妈拉着我的手，告诉我他们明早 8 点之前在产房区门外等我，就算是因为疫情，他们不能进到产房来看我，也一定要守在门外。

距离分娩已不到 24 小时，此时我的心情却格外平静。这是我要真正成为母亲的前一夜，也是属于我和杰瑞拥有三口之家的前一夜。睡觉前，我拉开窗帘，望了一会儿天上零碎的几颗星星，转头跟杰瑞说：

"晚安，孩儿她爸。"

杰瑞冲我眨了眨眼睛：

"晚安，孩儿她妈。"

39 周
啊哈！
花生降临！

2020 年 12 月 3 日，星期四，北京天气晴，4 度到零下 4 度，紫外线指数中等，舒适度指数适宜晨练。望京地区交通状况良好，行驶通畅。

早上 7 点半，我和杰瑞起床洗漱。因为深知未来的一个星期之内都不会再有整理个人卫生的机会，我认认真真地洗了一个澡，还敷了面膜，只希望等我下一次站在镜子前端详自己时，我的状态跟现在相比不会变得太差。

8 点多的时候我和杰瑞去餐厅吃早饭。因为马上要做手术不能进食，我只喝了小半杯水，便开始像前几日一样在餐厅外的小院子里溜达。酒店里的工作人员因为日日看见我这个孕妇来遛弯，已经与我相识，在得知我今天将要分娩后，她们举着拳头对我说加油。

我笑嘻嘻地说着谢谢，挥手与她们告别。

9 点刚过，我们雄赳赳气昂昂地抵达医院。医院的护士早已准备停当，把我和杰瑞带进我的病房。这个病房也是一个产房，本来

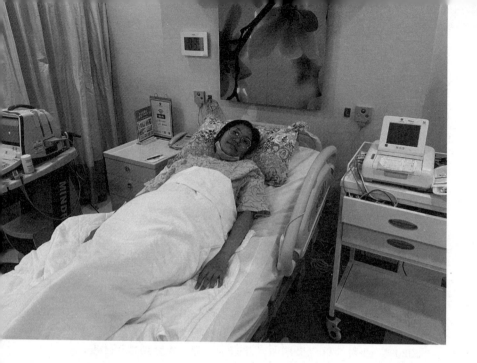

计划是我在顺产时，医生和护士会来到房间里为我接生，然后我与宝宝继续留在房间里观察三天后，转去月子中心。如今顺产改剖宫产，我只能暂时在病房里休息，等到 10 点时，护士会推我出去坐电梯进手术室，等手术完毕再推着我的病床回到病房。这一系列流程虽然比原本的计划烦琐不少，但也在我的心理承受范围之内。

　　我和杰瑞正在病房里好奇地东瞅西看，护士拿来了手术衣和静脉曲张袜让我换上。手术衣是一件蓝色的罩衫，需要我脱去所有衣服，然后从前面套上，再在后背用两根细细的绳子打结固定好。换好衣服的我直觉得背面一阵凉，又因为害羞，立刻直挺挺地躺在床上。此时的杰瑞站在一旁，正拿着两只白色的长袜，仔细端详。他一边嘟囔着"这袜子太搞笑了"，一边给我套上，穿好以后，还不忘拿出手机，给我的两个白白胖胖的脚丫子拍了照。

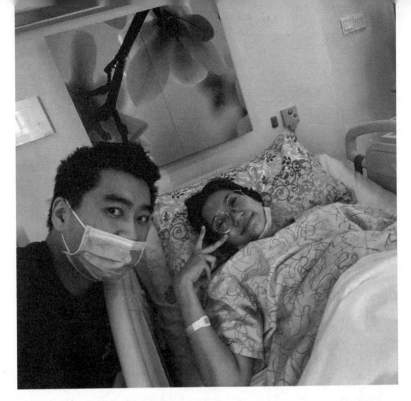

◎ 12 月 3 日上午，临进手术室的一刻

  我俩在病房里玩得正欢，我爸妈到了医院。因为疫情的原因，医院规定每个病房除了产妇，只能有一人陪伴，所以就算是他们提前做好了核酸检测，也被拦在病房区的大门口。我妈在得知我从病房出发去手术室的路上，并不会经过他们所在的病房区门口后，顿时急得像热锅上的蚂蚁，一边给我打电话告诉我他们到了，一边不停地给门卫解释，她的女儿马上要进手术室，她只是想进去看她一眼。大概是门口的护士看我爸妈实在着急，在查看过他们的各种证件后，终于放他们进了病房。

  我爸妈在病房里环视一圈后，走到我面前，问我现在感觉如何。我向他们比了个"耶"，告诉他们我感觉很好，一点都不紧张。等了十个月，盼来今天的时刻，他们的外孙即将闪亮登场。

因为时间有限，我爸妈嘱咐我过后，就被护士请出了病房。我妈在踏出病房前，回头看了我一眼，虽然没有多说，我还是看到了她眼角的泪水。

女儿的生产之日，也是妈妈的揪心之时。30年前，我妈忍受了裂骨之痛生下了我，今天她的女儿也要经受一次同样的磨难，现在她的内心一定满是煎熬。

等病房里又只剩下我和杰瑞两人时，我们先同公公婆婆视频，接受了一番加油打气的鼓励安慰，然后我便开始了最后一次对杰瑞的产前"训诫"。自从分娩日临近，我已不止一次地跟他提起过我预想的自己被推出手术室时的场景。我知道剖宫产的宝宝出生后会先被医生推出手术室，在接受了手术室外等候的家人蜂拥而上的一通夸赞后，再由爸爸陪着回到病房。此时手术室里的妈妈通常还在缝针，大概一个小时的缝针结束后，妈妈才会被推出手术室。由于之前在网上看过了太多大人只顾围着孩子看，妈妈推出手术室时爸爸却不在身边的视频，我生怕自己同她们一样，在经历了这样一场劫难后，睁开眼却没有发现杰瑞的身影，那我当场一定会泪如雨下，心如死灰。

杰瑞在第一次听我说完这个担忧的时候，就觉得好笑，他告诉我不要被网上乱七八糟的负面视频影响，这种令人悲哀又唏嘘的场面永远不会发生在他的身上。而眼下在我进入手术室前的最后一刻，他看我又提及此事，只得点头如捣蒜地向我保证，等他把宝宝送回到病房，他就马上转身往手术室门口跑，一定在我被推出手术室时第一个围上前给我爱的抱抱。

临近 10 点，护士来病房推我去手术室。我躺在床上，抬头看着站在一旁的杰瑞，朝他挥了挥手，同他告别。我本以为自己会哭，但最终还是笑着被推出了病房。一年以前，同样的场景曾发生在我的身上，那天的我在被推去手术室的路上默默流泪，而今天，带着对新生命到来的憧憬，我的心里格外高兴。

我要去生宝宝啦，我的宝宝马上要出来与我见面啦。

到了手术室，我的产检医生和几位护士正在准备手术工具。估计是怕我紧张，她们从我一进来开始，就热络地同我聊天。几位女士凑在一起，叽叽喳喳地聊起了家常，我被她们的气氛感染了，差点就忘了自己正躺在手术台上准备生孩子。

没过一会儿，麻醉师进来告诉我，要开始麻醉了。我之前一直以为剖宫产可以全麻，这样我就可以在什么都不知道的情况下把孩子生出来。谁想到麻醉师告诉我，剖宫产只能半麻，就是意识清醒但是全身感受不到疼痛，因为如果产妇全麻，就意味着胎儿也会因为全麻而没有意识。

麻醉师的话瞬间让我紧张了，我无法想象等一下当手术刀划开我的肚皮时我会是怎样的感觉，我只觉得手术室里突然变冷了，我浑身的汗毛都立了起来。

我正七上八下忐忑不安时，医生伸出手，扶着我的肚子，让我呈 90 度，弯屈后背面朝她侧躺。等我摆好了一只虾似的姿势后，麻醉师站在我的背后告诉我：

"我要打第一针麻醉了，会有一点点疼，不要紧张。"

我的后脊椎靠近腰部的地方在一瞬间感受到了针扎似的疼痛，就像是静脉抽血时的那种疼，紧接着有轻微的一点胀感。几秒钟后，胀感消失，麻醉师拔出针头，告诉我第一针麻醉打完了。

第二针麻醉，也就是真正的无痛分娩的麻醉马上要来了。面朝我的医生怕我紧张，伸出胳膊抱住了我的上半身。此时的我吓得一动也不敢动，只把头埋在医生的怀里屏息等待。

第二针麻醉扎在我身上的时候，我是有感觉的，但那种感觉不是疼，而是在皮肤的肿胀间，仿佛有什么东西从我的后背钻了进去。我知道此时正有一根长长穿刺针在往我的后背腰骨处插入，等针头在我的脊椎间找到正确位置，医生会通过针的空心部分向内置入一根细细的软管，随后医生会把穿刺针从我的体内抽出，留下软管从我的脊椎处延伸到体外。整个过程听起来很惊悚，但实际情况是我除了有点胀痛外，就再没有其他感觉了。

不到一分钟，无痛麻醉针的置入结束。医生扶着我从侧躺变为平躺，然后麻醉师告诉我他要注射麻醉药了。

我本来以为自己的后背上插着一根软管，就这样压在床上会不舒服，但事实是或许因为那根软管实在太细，我没有任何异物感。

整个手术室里鸦雀无声，麻醉师一边往我的体内推入麻醉剂，一边让我告诉他我现在的感觉如何。

我感到两只手一阵酥麻，随后麻意蔓延到胳膊、肚子，直至全身。

我找不到我的腿在哪里，也不知道胳膊还在不在身上，我的脖子下面毫无知觉。我觉得现在除了我的脑袋，全身的其他器官都睡着了。

麻醉师走到我的腿旁，问我：

"有感觉吗？"

"没有。"

又等了几分钟，医生开口说道：

"手术开始了，放轻松。"

开始了，开始了，我在心里默念道。我屏息凝神，等待着手术刀触碰到我肚皮的那一刻。

然而，手术室里的时间仿佛静止了，我没有听到任何声音，也没有任何感觉，我盯着头顶上的手术灯发呆，只觉得好像有点恍惚。等了很久，我忍不住开口问道：

"开始了吗？"

医生笑了笑，回应道：

"正在进行中。"

这就是剖宫产的感觉吗，我什么都没感觉到呀！这孩子生得也太舒服了吧！

就这样等待了很久，除了偶尔有肚子里被拉扯的感觉，我就再没有其他知觉。手术之前，我做过功课，知道此时的医生正在一层一层割开我的组织，从肚皮开始，然后是脂肪层、前鞘、腹直肌、腹膜层、子宫肌层，最后到羊膜层。我本以为整个过程我至少能感觉到自己的肉在挪位，然而事实是我躺在床上，无聊得快要睡着了。

就在我准备张口问，割到哪一层了时，医生轻轻地说了一句：

"出来了。"

话音刚落，一声微弱的啼哭声响彻整个手术室。

我顿时泪如雨下。

"是个女孩儿。"医生告诉我。

真的是女孩儿，真的是我的小姑娘。我的女儿出生了，我的花生宝贝来到这个世上了。

我一边哭，一边大喊：

"快看看她是不是双眼皮！"

我妈当年生我时，我爸在见到我的第一面后也曾问出过这个问题，因为他自知自己的小眯眯眼与我妈的欧式大双眼皮的结合，会产生非常随机的结果。从小到大，我的眼睛由丹凤眼变为内双，偶尔一单一双，再偶尔双两天单一天，一直都如同开盲盒一样随心所欲。后来我高中毕业，我妈带我去了医院，我才终于让双眼皮定格在我的眼睛上。现如今，我陷入了同我爸当年一样的境地，我的隐形双眼皮与杰瑞的欧式大眼迎来了一场对决，不知道最终谁的眼睛能盖过对方的气焰。

我的问题引得医生和护士们哄堂大笑，医生对我喊：

"哎呀，你女儿长了一对笑眼，弯弯得真好看。"

我流着泪，听着护士们忙着给我的女儿测量、擦洗，中间还偶尔穿插着孩子的哼唧声。此刻，我觉得自己如释重负，完成了一项人生迄今为止最重要的使命，现在的我，就是这个世界上最幸福的母亲。

"女孩儿，体重3.08kg，六斤一两六，身长49cm，白白的很干净，我们现在抱给你。"

护士的声音逐渐靠近，我歪过头，等待着我与女儿的第一次见面。

她来了，她来了，小小的脑袋，长长的眼睑，肿肿的眼泡，高高的鼻梁，扁扁的嘴巴，大大的额头，这是我的女儿啊。我哭着把脸凑过去，蹭了蹭她的脸颊，感受到她皮肤上的一丝温度，完成了我们之间的第一次接触。

此时的我由于心情太过于激动，根本没顾得上仔细端详女儿的样貌。虽然已有10个月的相伴，但当肚子里的小人儿真真切切地出现在我的面前时，那种生命延续和降生的神圣感还是令我震撼。管她长什么样子呢，那一声啼哭，已经足够让我在脑海中珍藏一生，那一刻贴面，已经足够让我在余生奉献所有。

宝宝包好后，就被护士推出手术室。我想象着此刻，手术室的大门被打开，小小的人儿在杰瑞和我爸妈焦灼的目光中被推了出来，他们一定蜂拥而上，弯腰围站在小床旁，七嘴八舌地讨论孩子长得像谁。

胎儿被取出，医生拿机器清理过我子宫内的羊水后，整个手术就进入缝合的收尾阶段。我因为自己的任务已圆满结束，不想再清醒着干等一层层的缝合，于是要求麻醉师加大了麻醉剂剂量，没过几秒，我就沉沉地睡着了。

也不知道睡了多久，我听到医生一遍遍喊我的名字，接着意识从模糊变为清醒。此时我的身体还处于半麻的状态，我感受不到刀口的疼痛，也无法控制身体的任何一个部位，全身上下，只有脑袋是清醒的。

"结束了，我们现在要出手术室了。"

"好。"这个回答带着一股浓浓的鼻音，我发现我的两个鼻子都不通气了。

"医生，我怎么鼻塞了。"

"没关系，每个人对全麻的反应不同，过一会儿就好了。"

我一边张嘴喘着粗气，一边看着几个护士围过来拉我的病床。天花板上的灯一盏盏直挺挺地从我的眼前划过，直到手术室的大门被推开，杰瑞和我爸妈的脸出现在我的眼前。

"嗨。"我在脸上挤出一丝笑，轻声对他们说。

"你现在感觉怎么样？"我爸先开口对我讲。

"感觉挺好。孩子呢？"

"孩子在病房呢，有护士看着。"我妈回答我。

此刻平日里的那个总是叨叨叨说个不停的孩儿她爸，正站在我的床边，盯着我的眼睛，欲言又止。我知道这位刚刚与女儿见过面的新爸爸，在面对刚刚分娩的妻子时，心里在想些什么，也理解他现在的一言不发，因为只要是一个眼神，我就已经读懂了他。

麻药的作用还没消退，我整个人都晕乎乎的，不知不觉中就被推回了病房。我转头看到旁边一个小小的透明婴儿床上，我的女儿正侧躺面对着我酣睡。我盯着她的脸，感觉时间仿佛在这一刻定格，我听不到身边人们的讲话声、脚步声，也感受不到房间里所有的事物。我只听到了初冬的微风为我们而吹，把所有的生机都捧到我女儿的怀中；我只看到明媚的阳光为我们而照，把所有的温暖都洒在了我女儿的身上。我的眼泪流了下来，带着喜悦的情感，打湿了我的枕头，润泽了我的心怀。

"老婆，你辛苦了。"

杰瑞趁着我爸妈不在，亲了亲我的额头，对我说道。

"嗯。"

我望着他的眼睛，点了点头。

我觉得好困，眼皮开始打架，明明是躺了一个多小时，我却累得一点儿力气都没有。我的身体仍旧没有知觉，动弹不得，只有一颗沉沉的脑袋靠在枕头上。

"我困了，我睡会儿。"我低声嘟囔着，话还没说多久，就又睡着了。

这是一场美觉，我好像做梦了。梦里有花、有草、有隐隐约约的小动物在我眼前蹦跳。我漫无目的地在梦里走来走去，突然觉得有什么人在身后拉住了我的手，我还没来得及回头，就听到了那人奶声奶气的呼唤：

"妈妈。"

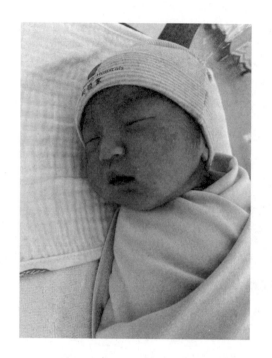

◎花生小朋友降生